Joëlle Le Guehennec

Les huiles essentielles

C'est la vie

FIRST
Editions

Avertissement

Les conseils donnés dans ce livre ne dispensent pas du recours médical ou paramédical. Un praticien en aromathérapie est censé agir en complémentarité d'action avec les corporations médicales. Lorsque vous êtes sous suivi médical, prévenez votre médecin que vous désirez adjoindre des huiles essentielles à votre traitement en cours.

Il est conseillé, selon les problèmes spécifiques et uniques de chaque personne, de prendre l'avis de personnes qualifiées pour obtenir les renseignements les plus complets, les plus précis et les plus actuels possible.

L'auteur et son éditeur ne peuvent assurer une quelconque responsabilité du fait d'une mauvaise utilisation des huiles essentielles et des conseils indiqués dans cet ouvrage.

En cas d'utilisation prolongée et en cas d'utilisation d'huiles essentielles que vous ne connaissez pas, ayez toujours recours aux conseils d'un aromathérapeute.

ISBN : 978-2-412-02610-6
Dépôt légal : septembre 2017
Imprimé en Espagne

Correction : Anne-Lise Martin
Maquette intérieure : Sophie Boscardin

Éditions First, un département d'Edi8
12, avenue d'Italie
75013 Paris – France
Tel. : 01 44 16 09 00
Fax : 01 44 16 09 01
Email : firstinfo@efirst.com
Site internet : www.editionsfirst.fr

Sommaire

Introduction

L'aromathérapie n'est pas une médecine « douce » comme on l'entend la plupart du temps. Gardez à l'esprit qu'un flacon de 10 ml d'huile essentielle concentre les principes actifs de dizaines, voire parfois de centaines de kilos d'une plante.

Une huile essentielle n'est ni un simple « sent-bon », ni un médicament qui agit de manière ciblée, mais une synergie entre plusieurs composants chimiques naturels, parfois plusieurs centaines de molécules différentes, qui toutes sont actives et influencent l'organisme dans ses processus naturels.

L'aromathérapie demande par conséquent une analyse approfondie de la situation avant de choisir des huiles essentielles précises, dans un dosage adéquat, et par une voie d'utilisation adaptée. Et pour peu qu'elles soient utilisées avec discernement, elles apportent une véritable puissance thérapeutique et un champ d'action étendu, en toute sécurité.

Les huiles essentielles n'agissent pas seulement sur le plan physique, elles influencent également le plan psycho-émotionnel.

Ainsi, l'aromathérapie peut s'intégrer de manière remarquable dans une vision plus étendue de la santé, celle-ci n'étant que la conséquence d'un bon équilibre physiologique, psychologique, émotionnel et spirituel, ces différentes facettes formant un tout qu'on ne saurait séparer.

J'aimerais avec ce guide vous ouvrir au monde aromatique, vous prendre par la main pour vous initier aux notions essentielles de l'aromathérapie, et vous faire découvrir douze huiles essentielles pour commencer à apprendre à prendre soin de vous. Et pourquoi pas vous donner envie d'aller plus loin et vous former ?

Je vous souhaite beaucoup de plaisir dans votre découverte.

De quoi parle-t-on ?

· Le terme **arôme** désigne toutes les substances odorantes, qu'il s'agisse de composés organiques d'origine animale ou végétale, ou bien de composés chimiques de synthèse.

Aromathérapie vient du latin *aroma* (aromate) et du grec *therapia* (traitement, soin). Le terme a été créé en 1928 par René-Maurice Gattefossé, un pharmacien français, et désigne la thérapie se servant des huiles essentielles extraites des plantes, utilisées par voie interne ou externe, pour améliorer la santé et le bien-être.

· Une **plante aromatique** est une plante qui fabrique dans une ou plusieurs de ses parties (feuilles, branches, racines, écorce, zeste, fleurs…) une substance que l'on nomme essence. Cette essence se compose de nombreuses molécules aromatiques volatiles différentes, de quelques-unes à plusieurs centaines, qui chacune possède des propriétés propres qui dépendent de leur structure physico-chimique.
La composition de l'essence est différente d'un organe à l'autre de la plante et on peut distiller tout ou une partie d'une plante.

Lorsque l'on distille une plante aromatique à la vapeur d'eau, on obtient une autre substance, nommée **huile essentielle** cette fois, car les molécules volatiles ont été oxydées et se sont donc modifiées.

Dans le cas d'une expression à froid des zestes d'agrumes on parlera bien d'essence (essence de citron, essence d'orange…), car on récupère intacte la substance produite par le fruit. En revanche, les essences d'agrumes n'ayant pas subi de processus d'oxydoréduction spécifique à la distillation qui assure la conservation de l'huile essentielle s'oxydent plus rapidement au contact de l'air et doivent être utilisées dans les deux ans qui suivent leur production. Conservez-les de préférence au frais et à l'abri de la lumière.

L'huile essentielle n'est pas l'essence que fabrique la plante. La distillation modifie l'essence originelle que l'on appelle alors « huile essentielle ».

· Un **hydrolat aromatique** (ou **eau florale**) est l'eau qui a servi à la distillation de la plante et qui s'est chargée des molécules aromatiques hydrosolubles. L'hydrolat possède des vertus thérapeutiques et peut être utilisé généralement sans contre-indications chez les enfants, les personnes âgées ou durant la grossesse et l'allaitement, à condition toutefois qu'il soit frais, exempt d'adjuvants, et correctement conservé fermé et au frais.

Un hydrolat n'est pas une huile essentielle fortement diluée. La plupart des molécules sont plus ou moins fortement hydrophobes et ne se retrouveront absolument pas dans l'hydrolat.
Les hydrolats sont tous légèrement anti-infectieux et doux pour la peau. Mais ils n'ont pas la totalité des propriétés que l'huile essentielle qu'ils ont aidée à faire naître.

Une composition complexe

La composition chimique d'une huile essentielle est complexe : elle renferme parfois plusieurs centaines de molécules chimiques différentes, qui ont chacune une action bien spécifique sur l'organisme. Les propriétés d'une huile essentielle résultent donc de l'action simultanée de ces différentes molécules, laquelle est supérieure à la somme de chaque action. C'est ce que l'on nomme une **synergie**.

Il est indispensable pour un praticien de connaître la composition d'une huile essentielle pour comprendre ses différents modes d'action et d'éviter ses effets indésirables, voire dangereux.

On réalise pour cela **une analyse chromatographique**, qui donne exactement la composition biochimique d'une essence ou d'une huile essentielle.

Le chémotype, une notion souvent mal comprise

La composition et la quantité d'essence produite par une plante aromatique varient selon la zone géographique, l'ensoleillement, l'altitude, la nature et la composition du sol, voire parfois selon le moment de la récolte et la manière de distiller…

Ainsi, quelques plantes sont capables de sécréter des essences plus ou moins différentes selon l'endroit où elles poussent, ou l'époque de l'année où on les distille. Les huiles essentielles extraites alors auront des propriétés parfois extrêmement éloignées.

Pour les différencier, on a officialisé en 2006 le terme de **chémotype** (ou chimiotype) qui signifie « type chimique », et qui donne **la ou les molécules distinctive(s) qui les singularise(nt).**

Pour bien comprendre cette notion, prenons l'exemple du thym vulgaire (*Thymus vulgaris*).

Celui-ci possède plusieurs chémotypes, qui ont chacun des propriétés différentes, tout à fait comme si on avait affaire à des plantes différentes alors qu'il s'agit bien du même thym vulgaire.

La distillation du thym vulgaire peut ainsi donner :

- des huiles essentielles douces : **à linalol, à thujanol, à géraniol, à α-terpinéol.** Le thym vulgaire fabrique plutôt du géraniol en montagne, sous un climat un peu rude, et du linalol, du thujanol et de l'α-terpinéol sur des sols plus ou moins humides…
  Très bien tolérées par la peau, ce sont des anti-infectieuses puissantes tout en étant non agressives pour l'organisme. On peut les utiliser chez les enfants et par voie orale dans certaines conditions.

- des huiles essentielles puissantes, plus délicates à utiliser : **à thymol, à carvacrol…** Le thym vulgaire fabrique plutôt du carvacrol lorsqu'il se trouve confronté à une forte chaleur et qu'il se trouve en terrain très sec et du thymol de manière plus répandue quand la plante doit s'adapter à des terrains chauds et secs, parfois humides.
  À visée fortement anti-infectieuse, mais dermocaustiques et agressives pour l'organisme qui doit fournir un effort important de détoxication, ces huiles sont dangereuses pour les enfants, les femmes enceintes et pendant l'allaitement, et pour toutes les personnes qui souffrent de pathologies hépatiques.

- Et d'autres huiles essentielles comme le thym **à paracymène**, anti-inflammatoire et puissant antidouleur… ou encore le thym vulgaire **à cinéole**, qui agit remarquablement bien sur la sphère respiratoire…

Remarque : lorsqu'on indique la présence d'une molécule principale dans une huile essentielle, cela ne veut pas dire que c'est une huile à chémotype.

Par exemple, le thym mastichina à cinéole n'est pas une plante à chémotype parce qu'il fabriquera toujours du cinéole alors que le thym vulgaire est capable suivant les conditions de fabriquer autre chose que du cinéole.

Il existe finalement assez peu d'huiles essentielles à chémotypes. De manière non exhaustive il s'agit de :

Thymus vulgaris	thym vulgaire
Rosmarinus officinalis	romarin à cinéole, à verbénone ou à camphre
Ocimum basilicum var basilicum	basilic tropical ou grand vert
Cinnamomum camphora	ravintsara, bois de Hô ou camphrier
Myrtus communis	myrte rouge et myrte vert

Le chémotype est une variation moléculaire au sein d'une même espèce de plante.
La notion de chémotype est essentielle et fondamentale en aromathérapie, car les indications thérapeutiques qui découlent de ces divers chémotypes peuvent être fort différentes.

Le prix d'une huile essentielle... une histoire de rendement

La quantité d'essence qui se trouve dans les plantes est en général assez faible et on ne réussit pas à tout recueillir, ce qui donne un rendement assez faible, généralement aux alentours de 1 % pour la plupart des plantes.

Cela explique en partie les différences de prix que l'on peut trouver entre une huile essentielle de tea tree et une huile essentielle de rose par exemple. Il faudra distiller beaucoup plus de rose que de tea tree pour obtenir la même quantité d'huile essentielle. Ce qui explique que 10 ml de rose peuvent coûter de 30 à 80 fois plus cher que 10 ml de tea tree.

Pour autant, les rendements varient en fonction des conditions du biotope de la plante : terrain, climat, ensoleillement... qui expliquent la différence d'odeur, de qualité et de prix d'une année sur l'autre et d'un producteur à l'autre.

Déterminer la bonne période de récolte, parfois même la bonne heure de la journée, est donc très important pour optimiser au mieux le rendement.

Ainsi, l'estragon doit être coupé un après-midi de beau temps pour avoir le meilleur rendement, les feuilles de laurier exposées au sud sont plus riches en essence...

La différence entre une production artisanale et une production industrielle

La production industrielle met en avant la productivité. La distillation se fait généralement à haute pression afin de diminuer les temps de distillation, au détriment des molécules plus fragiles qui disparaissent, et dans le pire des cas est arrêtée dès que la plupart des composés aromatiques ont été extraits, ce qui la rend incomplète.

Or une huile essentielle, pour garder ses vertus thérapeutiques et être utilisée en aromathérapie, doit avoir conservé son intégrité biochimique car les molécules aromatiques différentes agissent en synergie. C'est la basse pression et des temps de distillation suffisants qui permettent de garder un maximum de son intégrité.

La distillation est une démarche importante qui demande au producteur de comprendre et d'aimer les plantes, car il faut savoir patienter et observer pour laisser venir une maturité, attendre une pleine lune, patienter jusqu'au solstice, afin de laisser à la plante l'occasion de donner ce qu'elle a de meilleur.

Assurez-vous de la provenance des huiles essentielles que vous achetez.

Conseils d'achat

Les huiles essentielles donnent des résultats remarquables dans tous les domaines d'application, et leurs propriétés dépendent de leur qualité.

La dénomination d'une essence ou d'une huile essentielle pour une utilisation thérapeutique doit tenir compte de trois critères fondamentaux :

Une espèce botanique précise, indiquée en latin

En effet, seule l'appellation latine permet de désigner précisément l'identité d'une plante. Vous êtes ainsi certain de retrouver les caractéristiques spécifiques de l'huile essentielle extraite de cette plante. Le nom en français est laissé au choix des producteurs qui n'utilisent pas toujours le même nom pour la même plante. Ainsi certains nomment *Litsea cubeba* « verveine du Yunnan », tandis que d'autres la nomment « verveine exotique » ou encore « verveine citronnée » ou enfin « litsée ». Le seul moyen de savoir qu'il s'agit de la même huile essentielle est donc bien de comparer les noms latins. Et si vous êtes dans un pays étranger, c'est parfois encore le seul moyen de savoir de quelle plante il s'agit.

L'organe de la plante qui est distillé (la racine, les feuilles, la fleur...)

Par exemple, l'huile essentielle extraite des feuilles du cannelier est très différente chimiquement et donc thérapeutiquement parlant de celle qui est extraite à partir de l'écorce.

Un chémotype défini pour le thym vulgaire, le romarin, le basilic, le *Cinnamomum camphora*, et quelques autres.

Voir page 10 ce qu'est un chémotype.

Des huiles essentielles bio?

Pour une utilisation sur la peau ou par voie interne, préférez une huile issue d'une production biologique.

Plusieurs centaines de pesticides différents sont utilisés pour cultiver les plantes aromatiques et tous ne sont pas éliminés par la distillation. La toxicité de ces pesticides résiduels dans les huiles essentielles est minime, mais augmente la quantité absorbée quotidiennement par l'organisme via l'alimentation ou la pollution de l'air.

En Europe, les autorités de certification doivent satisfaire à la norme EN 45011. Cette norme garantit l'indépendance de l'autorité et l'honnêteté des produits. Le nom de l'autorité de certification doit être visible sur les produits certifiés biologiques.

Les huiles essentielles à usage thérapeutique doivent être impérativement :

· 100 % naturelles : sans émulsifiants ou arômes de synthèse…

· 100 % pures : non coupées avec de l'alcool (même bio !), ou avec une autre huile essentielle ressemblante mais moins chère (exemple : lavande coupée avec du lavandin)…

· 100 % totales : ni décolorées, ni recolorées, ni déterpénées (raffinage pour donner une odeur moins puissante), ni défurocoumarinisées (pour enlever les molécules photosensibilisantes), ni rectifiées (arrêt de la distillation avant la fin et ajout de molécules de synthèse)…

Une huile essentielle reconstituée chimiquement peut devenir pathogène à long terme car elle n'agit plus selon les lois propres à la vie.
N'oubliez pas de la sentir : une huile essentielle doit toujours avoir une odeur agréable, que vous l'appréciiez ou non, ceci est une autre histoire. Une odeur suspecte doit vous rendre méfiant.

Bien conserver vos huiles essentielles

· Les garder à l'abri de la lumière et de la chaleur car elles s'oxydent et perdent de leurs qualités, voire deviennent irritantes ou même allergisantes.

· Bien fermer les bouchons après utilisation car elles sont très volatiles.

· Les conserver à l'abri des enfants car il peut être très dangereux de les avaler ou de les renverser sur la peau ou dans les yeux.

· Les huiles essentielles se gardent habituellement plusieurs années, mais les essences de citrus et les huiles essentielles extraites de la famille des conifères (pins, sapins, épicéas, cyprès, genévrier…) doivent être utilisées de préférence dans les deux années qui suivent leur extraction car elles sont très facilement oxydables.

- Les hydrolats, plus fragiles que les huiles essentielles, se conservent au frais et à l'abri de la lumière. Ils doivent être de préférence consommés dans les 3 à 6 mois. Un hydrolat qui a « tourné » se précipite et son odeur change, devenant peu agréable. Il doit alors impérativement être jeté.

Les 10 commandements aromatiques pour une utilisation en toute sécurité

Les huiles essentielles sont des substances naturelles concentrant au plus haut niveau les qualités biochimiques et énergétiques des plantes dont elles sont extraites. Par conséquent, elles sont très actives et loin d'être inoffensives. De la simple irritation à des troubles neurologiques, en passant par des brûlures ou une intoxication hépatique, les accidents dus à une utilisation inappropriée des huiles essentielles sont plus courants qu'on ne le pense. Beaucoup recourent aux huiles essentielles sans prendre la mesure de la puissance des produits qu'ils manient et jouent les apprentis sorciers.
Si vous respectez ces 10 commandements, elles vous serviront avec zèle pour votre plus grand plaisir !

1. Jamais huile essentielle tu ne boiras

Il est formellement conseillé de ne prendre les huiles essentielles par voie interne que sur les conseils d'un thérapeute qui en maîtrise les actions et les risques.

ATTENTION DANGER

N'ingérez pas d'huiles essentielles si vous suivez un traitement médical sans en parler avec votre médecin. Elles pourraient avoir des interactions avec les médicaments.

2. Toujours loin des enfants tes huiles tu tiendras

Les huiles essentielles présentent plus ou moins de risques si elles sont avalées, mais elles sont toutes dangereuses pour les yeux.

La législation impose maintenant des bouchons de sécurité difficiles à ouvrir, ne laissez donc jamais traîner un flacon ouvert.

Que faire en cas d'ingestion d'une huile essentielle ?

Ne faites jamais vomir ni boire du lait, mais faites prendre une bonne quantité de charbon en poudre ou en gélule avec de l'eau. Si des douleurs, des vertiges, des nausées ou autre manifestation inhabituelle apparaissent dans les 30 minutes à 4 heures suivant l'ingestion, contactez le centre antipoison au **Numéro Vert 0800 59 59 59**, ou le **Samu (15)**, en indiquant le nom en latin de l'huile essentielle ingérée indiqué sur l'étiquette, ou rendez-vous aux urgences avec le flacon.

3. Enceinte et pour tes enfants, spécialiste tu consulteras

Évitez en général l'utilisation des huiles essentielles chez les enfants de moins de 3 ans et pendant la grossesse sans l'avis d'un professionnel compétent.
Certaines huiles peuvent chez les petits déclencher des spasmes respiratoires, d'autres sont toxiques pour le foie ou neurotoxiques à doses cumulées, voire abortives à certaines doses. L'utilisation des huiles essentielles durant l'allaitement demande également des précautions car elles passent dans le lait maternel.

4. Dans les yeux, les oreilles et le nez jamais huile n'entrera

- Les yeux ne supportent évidemment aucune huile essentielle.
- La muqueuse du nez est trop sensible pour y appliquer la plupart des huiles essentielles, certaines cependant peuvent être utilisées bien diluées avec une huile végétale.
- Quant aux oreilles, n'y mettez aucune huile essentielle, même si c'est souvent conseillé.

Prenez l'habitude de toujours vous laver les mains avec du savon après avoir utilisé une huile essentielle pour éviter justement le contact avec les yeux.

En cas de projection ou contact accidentels, rincez l'œil abondamment sous un jet doux d'eau courante tiède pour évacuer le maximum de produit, puis immédiatement après, passez un coton imbibé avec une huile végétale jusqu'à ce que la brûlure s'apaise.

5. Toujours diluée ton huile essentielle tu utiliseras

Les huiles essentielles sont plus ou moins bien tolérées par la peau. Cela dépend des molécules chimiques qui entrent dans leur composition, mais également de la sensibilité individuelle de la peau de chacun.
Certaines sont très dermocaustiques, comme la cannelle ou la sarriette. La menthe poivrée, elle, fait réagir les récepteurs sensoriels cutanés au froid, faisant croire au cerveau que vous êtes au pôle Nord… Et puis certaines sont aussi parfaitement bien tolérées et peuvent être mises pures sur la peau.
Alors, et surtout si vous ne les connaissez pas, diluez-les d'office avec une huile végétale, ou une base lipophile.

Idée reçue : pure ou diluée ?

Une huile essentielle utilisée pure n'est pas forcément plus efficace qu'une huile essentielle diluée, cela peut même être le contraire.

Plus une huile est diluée et plus sa vitesse d'absorption est ralentie, ce qui lui permet d'être active plus longtemps à l'endroit où on l'a appliquée. C'est donc à la fois l'objectif thérapeutique et la connaissance de la dermocausticité d'une huile qui vont décider du pourcentage de dilution.

6. Test cutané de sensibilité toujours tu feras

Une peau peut réagir fortement à un composé chimique, même naturel. Il vaut mieux donc toujours effectuer un test de sensibilité. Pour cela, appliquez votre huile essentielle diluée au niveau du pli du coude, où la peau est fine, et attendez 10 à

30 minutes ; si une rougeur apparaît, refaites un test de l'autre côté en la diluant davantage. Et si une rougeur apparaît encore, évitez d'utiliser cette huile essentielle.

7. Sur les muqueuses, jamais tu n'appliqueras

La plupart des huiles essentielles sont trop agressives pour être appliquées sur les muqueuses, extrêmement fragiles et sensibles. Certaines pourront cependant l'être dans certaines circonstances et, sauf exception, toujours diluées fortement. Ne les utilisez ainsi qu'en connaissance de cause.

8. Dans le bain, jamais huile essentielle pure tu ne mettras

Les huiles essentielles ne se mélangent pas à l'eau, il est indispensable de les mélanger préalablement avec un tensioactif, tel du savon liquide ou du shampoing, afin d'éviter les risques d'irritations, voire de brûlures.

ATTENTION DANGER

Que faire si vous vous êtes appliqué une huile essentielle dermocaustique ?

Rien ne sert de vous précipiter sous le robinet pour atténuer la brûlure. Passez un coton imbibé d'huile végétale, même l'huile d'olive de votre cuisine, afin d'absorber l'huile essentielle, puis appliquez un baume de karité en couche épaisse.

9. Jamais avec essence sur la peau au soleil tu n'iras

Les essences de la famille des citrus (bergamote, orange, citron, pamplemousse, lime, mandarine...), ainsi que quelques autres (coriandre, achillée...), sont plus ou moins photosensibilisantes à cause des molécules de furocoumarines qu'elles contiennent. C'est-à-dire qu'une exposition au soleil après une application sur la peau, entraîne une oxydation des cellules qui peut **potentiellement devenir cancérigène**.

Généralement, évitez de vous exposer au soleil après l'application de n'importe quelle huile essentielle.

10. Les posologies conseillées toujours tu suivras

Les huiles essentielles ont un effet bénéfique à condition que l'on respecte les doses et les modes d'utilisation conseillés. Ce n'est pas la quantité qui fait l'efficacité, et parfois c'est même l'inverse ! Faites confiance aux professionnels.

Comment utiliser les huiles essentielles ?

La voie interne

Par la bouche, par voie rectale, vaginale

La prise des huiles essentielles par voie interne est possible dans certains cas et avec certaines huiles essentielles, même si elle est délicate et peut présenter des inconvénients.

Ce mode d'administration est fortement déconseillé en automédication ; il est préférable de consulter pour cela un aromathérapeute qui connaît parfaitement les huiles essentielles et leurs modes de prescription, différents selon l'effet désiré : les diluer ou non, avec de l'huile végétale ou non, dans du miel ou dans une gélule, par la voie buccale, vaginale ou rectale…

En effet, utiliser ces différentes voies d'utilisation demande une véritable connaissance de la toxicité biochimique et des fonctions de détoxication de l'organisme pour une utilisation en toute sécurité.

À quelques exceptions près, il n'en sera par conséquent pas fait mention dans ce guide.

La voie pulmonaire

Diffusion, inhalation, olfaction

L'olfaction est une fonction sensorielle qui permet la perception des substances odorantes. La perception olfactive est très rapide et le seuil de perception très bas. Les odeurs agissent sur nous de différentes manières, autant sur notre organisme que sur notre psychisme.

On peut respirer les huiles essentielles de plusieurs manières : en diffusion dans l'atmosphère, en inhalation, en olfaction directe pour un travail psychoémotionnel…

L'effet des odeurs sur l'organisme

Après leur entrée dans le nez, les molécules volatiles pénètrent dans les poumons puis passent dans le sang qui les véhicule dans l'ensemble de l'organisme, les rendant potentiellement actives sur nos fonctions physiologiques.

L'effet des odeurs sur le psychisme

La muqueuse olfactive recouvre environ 10 cm^2 de la muqueuse nasale. Sur celle-ci sont disposés des neurones olfactifs, récepteurs très sensibles qui, au contact de ces molécules chimiques, déclenchent un influx nerveux qui court jusqu'au bulbe olfactif. Ces informations olfactives sont directement traitées par le cerveau limbique qui gère aussi la mémoire et les émotions. Ainsi, une simple odeur peut nous projeter en un instant dans un souvenir précis et nous mettre dans l'état émotionnel qui s'y rattache afin que nous sachions comment réagir pour nous adapter au mieux à la situation qui se présente. C'est ensuite le cortex qui prend le relais pour analyser et commander l'action. Nous pouvons ainsi utiliser cette faculté qu'ont les odeurs à réveiller en nous souvenirs et émotions pour réaliser un véritable travail psychologique, afin de mieux se connaître : c'est l'Olfactothérapie.

La diffusion dans l'atmosphère

Pourquoi diffuser des huiles essentielles ?

- Pour assainir un lieu ou repousser des insectes grâce à leurs propriétés insectifuges, antivirales, bactéricides, antifongiques ou antiparasitaires.
- Pour prévenir et lutter contre les infections grâce à leurs propriétés immunostimulantes, immunomodulantes, décongestionnantes, mucolytiques, expectorantes, antispasmodiques, antitussives…
- Pour diminuer la sensation de stress, se relaxer, s'endormir, se concentrer, gérer ses émotions…
- Pour le plaisir : créer une ambiance olfactive agréable, encourager la communication…

Diffuser des huiles essentielles, c'est parvenir à les fragmenter en microgouttelettes qui, une fois projetées dans l'atmosphère, s'y maintiennent en suspension le plus longtemps possible pour pouvoir être inhalées sur un temps suffisant.

Les huiles essentielles ne doivent pas être chauffées à plus de 45 °C. Une température plus élevée accélère l'oxydation et altère ses propriétés.

Faisons un petit tour d'horizon des manières de diffuser des huiles essentielles…

Comment ?

Il est inutile voire gênant de diffuser toute la journée. Cinq minutes de diffusion 1 à 4 fois par heure suffisent suivant l'objectif.

On peut diffuser pendant un temps plus long pour par exemple chasser une mauvaise odeur persistante (cuisine, fumée de cigarette...) ou pour assainir l'air dans une chambre de malade (hors de sa présence).

Type de diffusion	Avantages	Inconvénients	Usage
● **Les systèmes à évaporation naturelle.** Dans une coupelle, dans un saturateur de radiateur, sur un tapis, sur un coton coincé dans un ventilateur, sur une mèche en bois dans un flacon, dans un vaporisateur d'eau (15 gouttes pour 200 ml d'eau).	Facile à utiliser. Bon marché. Huiles non chauffées.	Odeur faible : seules les molécules les plus volatiles se diffusent dans l'atmosphère. Aucun intérêt thérapeutique.	Idéal dans la voiture, dans un placard, dans un frigo... pour chasser une mauvaise odeur ou installer une ambiance discrète. Pour des petits volumes.
● **Les anneaux en céramique ou en poterie, les brûle-parfums, les bougies parfumées.** Il y en a de toutes les formes et de toutes les couleurs mais le principe reste le même : une ampoule ou une bougie chauffe l'huile essentielle pour qu'elle s'évapore.	Facile à utiliser. Bon marché. Esthétique.	Les huiles brûlent. L'effet ne dure pas. Aucune vertu thérapeutique, et potentiellement dangereux en cas d'utilisation très fréquente.	Pour créer une ambiance, pour chasser une mauvaise odeur, pour créer un décor olfactif agréable. Pour des petits volumes.

Conseil : Si vous utilisez quand même le brûle-parfum : mettez absolument de l'eau dans la coupelle pour limiter la chauffe.

Type de diffusion : ● Juste pour l'odeur - ●● Acceptable mais insuffisant - ●●● Usage thérapeutique

<table>
<tr><th>Type de diffusion</th><th>Avantages</th><th>Inconvénients</th><th>Usage</th></tr>
<tr><td>Le diffuseur en porcelaine.
C'est un diffuseur électrique qui chauffe assez peu la porcelaine, afin de permettre l'évaporation des huiles essentielles.</td><td>Appareil parfaitement silencieux.
Les huiles essentielles restent intactes car elles sont peu chauffées.
La consommation électrique est négligeable.</td><td>Difficile à nettoyer car les molécules les plus visqueuses restent collées sur la porcelaine.
Vertus thérapeutiques limitées car ne fractionne pas les HE, seules les molécules les plus volatiles s'échappent.</td><td>Pour créer un décor olfactif agréable, pour relaxer.
Pour des petits volumes.</td></tr>
<tr><td colspan="4">Mode d'emploi : Versez un peu d'eau et quelques gouttes d'huiles essentielles dans la partie incurvée de la porcelaine et branchez le diffuseur. Nettoyez régulièrement la porcelaine avec un coton imbibé d'alcool.</td></tr>
<tr><td>Le diffuseur à ventilation.
Un ventilateur propulse l'air à travers un tube poreux ou une feutrine préalablement imbibée d'huile essentielle.</td><td>Facile à utiliser.
Bon marché.
Huiles non chauffées.</td><td>Les molécules les plus lourdes restent sur la feutrine.
Vertus thérapeutiques très limitées.</td><td>Idéal en voiture ou en voyage pour personnaliser sa chambre d'hôtel, pour créer un décor olfactif agréable, pour chasser une mauvaise odeur.
Pour des petits volumes.</td></tr>
<tr><td colspan="4">Mode d'emploi : Sortez la feutrine ou le tube de l'appareil, déposez quelques gouttes d'huile essentielle, replacez le support et branchez l'appareil.</td></tr>
<tr><td>Le brumisateur
et le diffuseur à ultrasons.
Les molécules aromatiques sont transportées dans l'air grâce aux microgouttelettes d'eau émises par le diffuseur.</td><td>Esthétique, souvent accompagné par une lumière d'ambiance.
Huiles essentielles non chauffées.
Humidifie l'atmosphère.</td><td>L'efficacité dépend de la dimension des gouttelettes et donc de la fréquence de l'appareil.
Les HE sont diffusées rapidement, il faut donc en ajouter régulièrement.</td><td>Pour créer un décor olfactif agréable, pour relaxer, pour assainir une pièce.
Permet la diffusion dans de grandes pièces (jusqu'à 80 m² pour certains modèles).</td></tr>
<tr><td colspan="4">Mode d'emploi : Versez de l'eau dans le contenant, puis ajoutez 10 à 20 gouttes d'huiles essentielles pures. Pour le brumisateur, ajoutez de l'eau dès que le niveau est insuffisant.</td></tr>
</table>

Type de diffusion	Avantages	Inconvénients	Usage
La nébulisation avec un diffuseur à verrerie et compresseur. De l'air est envoyé sous pression sur le liquide contre une verrerie qui sert à fractionner l'huile essentielle en très fines gouttelettes qui retrouvent ainsi leur volatilité.	Moyen de diffusion le plus performant : les molécules sont tellement fines qu'elles restent en suspension dans l'air et pénètrent aisément dans les poumons puis dans le sang. Diffusion à froid : pas de dégradation des HE.	Plus ou moins bruyants (inconvénient minoré par l'embout en verre que l'on appelle « silencieux ». Certains sont isolés. La verrerie est fragile et s'encrasse facilement. Ne convient pas aux huiles un peu denses et collantes telles que le benjoin.	Pour tout usage : plaisir et thérapeutique. Puissants, ils permettent de couvrir de gros volumes, jusqu'à 500 m³ pour les plus performants.

Mode d'emploi : Faites couler au minimum une quinzaine de gouttes d'huile(s) essentielle(s) pures dans la verrerie (n'y mettez jamais d'eau, d'alcool ou d'huile végétale…) et mettez l'appareil en marche.

Vous pouvez nettoyer le diffuseur en diffusant régulièrement une huile essentielle de lavandin qui dissout les amas ou une solution conçue à cet usage.

La nébulisation avec un diffuseur à compresseur sans verrerie. **LE TOP DU TOP**	Tous les avantages des diffuseurs à verrerie sans les inconvénients de l'encrassement et du nettoyage. Branchement sur secteur.		Pour tout usage : plaisir et thérapeutique. Permet une diffusion dans un volume pouvant aller jusqu'à 5 000 m³.

Précautions

- Ne diffusez que des huiles essentielles 100 % pures et naturelles.
- Ne diffusez jamais dans une pièce dans laquelle se trouve un bébé, une personne âgée, et avec précaution en présence d'une personne asthmatique.
- Si vous avez un animal de compagnie (chien, chat), assurez-vous qu'il puisse quitter librement la pièce s'il le désire.

L'inhalation

L'inhalation d'huiles essentielles permet d'assainir les voies respiratoires lorsque celles-ci sont congestionnées, infectées…
Attention, toutes les huiles essentielles ne sont pas bonnes à inhaler du fait de leur causticité ou de leur toxicité. Ainsi on n'inhale pas d'huiles essentielles riches en aldéhydes (cannelle, litsée, lemongrass…), en phénols (sarriette, origan, clou de girofle…) et en cétones (sauge officinale, thuya, ciste…) en dehors du camphre, et encore de manière très épisodique.

Comment ?

La méthode est simple à mettre en œuvre : versez 2 à 5 gouttes d'huile essentielle dans de l'eau chaude mais non bouillante dans un bol ou un inhalateur, puis inspirez profondément les vapeurs aromatiques durant une dizaine de minutes en vous couvrant la tête avec un linge.
Il est également possible de respirer les huiles essentielles en respirant les molécules volatiles à la sortie d'un diffuseur électrique type brumisateur ou à verrerie, réglé à la puissance minimum.
Dans le cas d'une infection des voies aériennes basses (bronchite par exemple), faire dix longues et profondes respirations. Si ce sont plutôt les voies respiratoires hautes qui sont infectées (rhume, sinusite…), on cherche à ce que les molécules volatiles montent dans les sinus au lieu d'être entraînées vers les poumons avec l'air que l'on inspire. Pour cela, dégagez le nez au maximum en vous mouchant, puis mettez-vous juste au-dessus des vapeurs aromatiques en retenant votre respiration. Cette méthode n'est réellement efficace qu'avec un diffuseur à verrerie d'où la vapeur aromatique s'échappe avec un peu de pression.

Le travail psycho-olfactif : l'olfactothérapie

L'odorat est en relation avec notre mémoire. Chaque odeur se réfère à une image, à un souvenir, et aux émotions qui y sont rattachées (*cf.* page 25 « l'effet des odeurs sur le psychisme »)
De toutes les informations délivrées par nos cinq sens, seules les odeurs pénètrent, sans contrôle ni filtrage dans le cerveau limbique ; elles y exercent leurs effets avant même la perception et la reconnaissance par la conscience.
Le travail avec les huiles essentielles aide nos émotions à retrouver une juste place dans notre existence : soit en nous indiquant que nos besoins fondamentaux sont ou non satisfaits, soit en nous aidant à aller au plus profond de notre être pour pacifier nos souffrances et blessures profondes afin de défaire les nœuds de notre histoire et aller de l'avant.
Il est conseillé de se faire accompagner par un olfactothérapeute formé à la dimension psychoaffective des huiles essentielles.

Comment ?

Les protocoles sont nombreux, mais ils consistent tous à respirer une huile essentielle choisie avec soin durant quelques secondes à plusieurs minutes, une à plusieurs fois dans la journée, ou encore à porter un « parfum thérapeutique ». Il est conseillé de se faire accompagner pour pouvoir décoder et comprendre les émotions qui peuvent se déclencher.

La voie cutanée

De par ses propriétés physico-chimiques, la peau constitue une voie d'administration de qualité pour l'absorption des huiles essentielles.

Les propriétés liposolubles des huiles essentielles facilitent leur pénétration à travers la couche cornée de l'épiderme chargée de sébum, le film lipidique qui sert à la protéger et entretenir son microbiote (son écosystème bactérien). Elles rejoignent ainsi facilement le réseau veineux qui se charge de les répartir dans tout l'organisme en un temps record. En effet, on retrouve des molécules aromatiques dans les urines quelques minutes à peine après l'application d'huile essentielle sur la peau.

On distingue les applications ponctuelles (ou onctions) sur des zones limitées du corps – les poignets, les pieds ou le dos par exemple –, et les grands massages corporels de bien-être du type californien ou autres.

Le massage aromatique

Le massage aromatique allie plaisir des sens et bienfaits pour le corps et l'esprit. Il soulage les douleurs, lève les spasmes musculaires, détend et relaxe.

Les huiles essentielles soutiennent et renforcent l'effet du massage en agissant suivant leurs propriétés à plusieurs niveaux :

- Elles stimulent le fonctionnement des organes tels que le foie, la vésicule biliaire, les reins, l'estomac, le pancréas, les poumons…
- Elles stimulent la circulation sanguine et lymphatique, permettant ainsi une meilleure nutrition des cellules, une meilleure communication entre elles et une meilleure évacuation des déchets…
- Elles ont un effet antispasmodique sur les muscles.
- Elles apportent plaisir olfactif, apaisement, réconfort…

Précautions

- Éviter de manière générale l'exposition au soleil après un massage aromatique, et d'autant plus lorsque l'huile de massage utilisée contient des huiles essentielles photosensibilisantes, telles les essences d'agrumes.
- Ne mettez pas d'huiles essentielles pures sur les muqueuses (yeux, nez, oreilles, vagin…) et toutes les zones sensibles ou irritées.
- Ne pas pratiquer de massages du corps entier avec une forte concentration d'huiles essentielles, surtout sur les enfants.

Pour composer votre huile de massage

Les huiles essentielles doivent être diluées dans une huile végétale de première pression à froid et de préférence biologique, qui va associer ses propriétés nourrissantes, protectrices, adoucissantes, assouplissantes, régénérantes… à celles des huiles essentielles sélectionnées.

Le dosage varie selon les huiles essentielles et le type de massage : 10 à 30 % pour les massages localisés, 3 à 10 % pour les grands massages chez l'adulte. Les doses sont à diviser par deux pour les enfants entre 6 et 12 ans et par quatre pour les enfants entre 3 et 6 ans (avec les huiles essentielles adaptées à leur âge bien entendu).

- Pour un massage localisé vite fait : comptez 1 à 5 gouttes d'huile essentielle par cuillère à soupe d'huile végétale.
- Pour réaliser une huile de massage à 5 % par exemple, mettez 125 gouttes d'huile essentielle dans un flacon de 100 ml, puis complétez avec une huile végétale pas trop grasse (jojoba, macadamia, noyau d'abricot, olive…). 1 ml d'huile essentielle équivaut environ à 25 gouttes.

L'onction aromatique

L'onction consiste à appliquer une huile essentielle sur une partie du corps afin d'agir soit sur une zone bien particulière pour un effet physique (par exemple une tendinite) ou énergétique (par exemple un point réflexe), soit sur une zone particulièrement vascularisée afin de faire entrer le plus rapidement possible une huile essentielle dans le circuit sanguin, pour qu'elle se propage dans tout l'organisme.

Ainsi pour une action que l'on souhaite rapide et généralisée, par exemple pour stimuler le système immunitaire en période infectieuse, ou bien encore en cas de fatigue, on dépose 1 à 5 gouttes sur l'intérieur d'un poignet que l'on frotte ensuite avec l'autre, jusqu'à absorption. On peut faire la même chose en application sur la plante des pieds, surtout chez les jeunes enfants, ou encore dans le dos, autour des chevilles…

Le bain

Le bain est un rendez-vous avec soi-même, un temps que l'on se consacre pour se faire du bien. Une température entre 37 °C et 39 °C stimule déjà l'organisme pour l'aider à détendre ses muscles et ses articulations, activer les échanges métaboliques et évacuer ses toxines. Y ajouter des huiles essentielles améliore ses vertus délassantes, drainantes, anti-inflammatoires, revitalisantes… Dispersées dans l'eau, elles sont absorbées par la peau puis véhiculées à travers tout l'organisme.

Un bain aromatique se prend durant 15 à 20 minutes pour un bien-être optimal.

Respirez calmement et profondément les molécules odorantes qui vous entourent pour profiter également du pouvoir

olfactif des huiles essentielles et laissez-vous aller à une détente profonde.
Terminez ce moment que vous vous êtes consacré en vous accordant 10 à 30 minutes de repos à la sortie du bain, pendant lesquelles vous vous allongez dans la pénombre, les pieds légèrement surélevés et la respiration basse, lente et profonde.

Comment utiliser les huiles essentielles dans le bain ?

Les huiles essentielles ne sont pas solubles dans l'eau : elles restent concentrées en surface et peuvent ainsi provoquer des réactions cutanées.
Pour dissoudre les huiles essentielles dans l'eau du bain, il est indispensable de les mélanger au préalable avec un tensioactif qui va servir d'émulsifiant : du gel douche ou du shampooing fait très bien l'affaire. Mettez dans le creux de votre main une noisette de savon liquide et les huiles essentielles, puis dispersez le tout sous le robinet de la baignoire juste avant d'y entrer.

La quantité d'huile essentielle que l'on peut mettre dans un bain dépend de l'huile essentielle utilisée et de l'âge.

- Pour un adulte : entre 5 et 15 gouttes en fonction de l'huile essentielle et des objectifs recherchés.
- Pour un bébé : 2 gouttes suffisent (surtout si c'est une petite baignoire).
- Pour un enfant entre 4 et 12 ans : 3 à 8 gouttes en fonction de l'huile et de l'âge.

Les huiles essentielles dans les cosmétiques

Nous sommes de plus en plus nombreux à désirer pour notre hygiène et notre beauté des cosmétiques naturels, de qualité, à un prix abordable : trois notions rarement compatibles dans les cosmétiques du commerce.
Fabriquer ses propres cosmétiques, c'est s'assurer de produits naturels et sains, d'autant qu'il est devenu facile de trouver des matières premières biologiques de qualité irréprochable.

Mise en garde

L'aromathérapie est devenue très à la mode et il n'est de lessive, détergents divers et surtout produits cosmétiques qui ne s'annoncent « aux huiles essentielles ». Sachez qu'il suffit de mettre moins de 0,01 % d'huile essentielle dans une crème pour pouvoir afficher la mention « aux huiles essentielles » sur l'étiquette... Soit ¼ de goutte dans un tube de 100 ml de crème !

Si de nombreuses huiles essentielles stimulent le métabolisme de régénération des cellules du derme ou du collagène, et si la plupart sont bactéricides ou antifongiques, toutes les huiles essentielles ne sont pas pour autant indiquées pour les soins de la peau.
Les meilleures huiles essentielles pour la peau sont celles qui possèdent une forte proportion de molécules faisant partie de la famille des monoterpénols.

Comment ?

On peut intégrer les huiles essentielles dans des compositions cosmétiques à raison de 0,5 à 5 % maximum suivant l'huile et l'usage (la peau du visage est plus fine et fragile que la peau des jambes par exemple).
Les huiles essentielles étant hydrophobes (ne se mélangent pas avec l'eau), elles peuvent être intégrées dans :
- un support gras (huiles végétales, beurres végétaux)
- un lait ou une crème de soin
- une base moussante (gel douche, shampooing…) qui contient des tensioactifs

Les huiles essentielles utilisées doivent être 100 % pures et naturelles, et si possible de qualité biologique.

Précautions

- Pour le visage : évitez de dépasser 2 % de la composition, 0,5 % est en général suffisant.
- Attention aux yeux, évitez en général le contour immédiat où la peau est très fine et fragile.
- Effectuez toujours un test préalable sur une petite surface de peau pour éviter les mauvaises surprises.

Les huiles essentielles durant la grossesse et l'allaitement

ATTENTION DANGER

Pas d'huiles essentielles les 3 premiers mois de la grossesse excepté en olfaction. À partir du 4e mois, vous pouvez utiliser un certain nombre d'huiles essentielles, mais toutes ne sont pas indiquées.
De manière générale, réservez l'usage thérapeutique des huiles essentielles à des besoins précis, de courte durée, et si possible sur les conseils d'un spécialiste.

Si certaines huiles essentielles sont à proscrire impérativement durant la grossesse, il serait dommage de se priver du bienfait des autres durant cette période où notre corps comme notre psychisme ont autant besoin d'être soutenus. Toutes ne sont pas dangereuses heureusement, cela dépend aussi de la dose et du mode d'administration.
Et toutes peuvent être respirées !

Quels sont les risques ?

Les périodes les plus cruciales pour le fœtus sont les tout premiers jours de la conception et la période où se forment les principaux organes, c'est-à-dire durant la phase de multiplication cellulaire des 3 premiers mois.
Les huiles essentielles très lipophiles (se dissolvant dans les corps gras) risquent d'aboutir, même si c'est en assez faible quantité,

dans les tissus fœtaux en développement et particulièrement dans le cerveau.
Le risque le plus grave est lié au caractère potentiellement neurotoxique de certaines molécules qui dissolvent les graisses et peuvent dégrader la gaine de myéline qui protège les cellules nerveuses.
Le second type de risque est lié au potentiel emménagogue de certaines molécules pouvant engendrer des contractions précoces, pouvant aller jusqu'à provoquer un accouchement prématuré.

Préférez les produits finis conçus pour les femmes enceintes et allaitantes car les huiles essentielles sont bien sélectionnées et leurs dosages appropriés. Tous ne sont pas de même qualité, mais il en existe d'excellents.

Les huiles essentielles pour les enfants

Il est possible d'utiliser les huiles essentielles chez les enfants à condition de respecter certaines précautions. Toutes les huiles essentielles ne sont pas indiquées pour tous les enfants. Certaines peuvent en effet faciliter l'apparition de crises d'épilepsie ou de convulsions, des spasmes bronchiques ou glottiques…, surtout chez les tout jeunes.
On privilégie l'application sur la peau et la diffusion dans l'atmosphère ou la goutte sur un mouchoir.

ATTENTION DANGER

Par prudence, on demande toujours l'avis d'un spécialiste en aromathérapie avant d'utiliser des huiles essentielles pour les enfants en dessous de 3 ans.

• Proscrire absolument les huiles essentielles contenant des cétones (souvent neurotoxiques) et des phénols (hépatotoxiques).

• Réserver l'usage thérapeutique des huiles essentielles à des besoins précis, de courte durée.

• Ne jamais faire ingérer une huile essentielle à un enfant sans l'avis d'un médecin aromathérapeute.

En application cutanée

On dilue toujours les huiles essentielles dans une huile végétale bio (de jojoba, d'amande douce, de macadamia…).

Elles doivent être adaptées à l'âge, et à la problématique. C'est pour cela qu'il est conseillé de prendre l'avis d'un thérapeute.

· Chez les nourrissons et jusqu'à 36 mois : une seule goutte par application est amplement suffisante, 2 à 3 fois par jour, et on privilégie le massage des pieds, des jambes et du dos.

· Après 3 ans : on peut aller jusqu'à 1 goutte par année d'âge et par application, 2 à 3 fois par jour en fonction des huiles utilisées.

ATTENTION DANGER

Attention à ce que l'enfant ne touche pas l'huile avec les doigts et ne se frotte pas les yeux.

Dans le bain

Ne pas oublier que les huiles essentielles ne se mélangent pas avec l'eau et qu'il faut toujours pour cela les diluer auparavant dans un tensioactif tel un savon liquide ou du shampoing.

- Jusqu'à 1 an, dans une petite baignoire pour bébé, n'ajoutez pas plus d'1 à 2 gouttes d'huile essentielle.
- De 1 à 3 ans, vous pouvez mettre 3 gouttes d'huile essentielle.
- De 3 à 6 ans : 3 à 6 gouttes.
- De 6 à 12 ans : 5 à 7 gouttes.

En diffusion dans l'atmosphère

Évitez de diffuser des huiles essentielles dans la pièce lorsque s'y trouve un enfant de moins de 3 ans. Vous pouvez diffuser durant 5 minutes, puis couper le diffuseur et y faire entrer l'enfant.

Attention à la diffusion des agrumes, qui sont parfois un peu irritants pour les muqueuses respiratoires.

Les huiles essentielles pour les animaux

Tout comme nous, les animaux peuvent profiter de ce que nous offrent les plantes pour soigner leurs problèmes dermatologiques, articulaires, respiratoires, digestifs, avec une grande efficacité.

Il ne faut cependant pas perdre de vue que les huiles essentielles sont actives et puissantes, et que leurs utilisations demandent autant, sinon plus, de précautions que pour nous. Et tout comme chez l'homme, un soin aromatique doit être intégré

dans un cadre de gestion correcte de la santé de l'animal, lui offrant une bonne hygiène de vie globale : alimentation, exercices physiques, bons traitements affectifs…
Si nos animaux de compagnie ont beaucoup perdu de cette capacité instinctive à se soigner par les plantes, l'instinct n'a cependant pas disparu : le chien par exemple continue à manger les herbes du jardin quand il ressent le besoin de se purger. Il est par conséquent important de respecter les réflexes éventuels de rejet des animaux lorsqu'on leur présente une huile essentielle.
Les précautions d'utilisation pour un animal ne sont pas toujours les mêmes que chez les hommes car :
· leur surface cutanée est différente de la peau humaine (par exemple ils ne transpirent pas).
· leur odorat très puissant leur donne une hypersensibilité aux odeurs.
· il faut tenir compte de leur poids ! Par exemple un chat a beau être adulte, il n'en fait pas moins le poids d'un nourrisson humain !

La voie interne

Elle peut être très efficace dans certains cas, mais reste risquée sans connaissances de la physiologie animale et de la toxicité des huiles essentielles. Au niveau familial et sans conseils d'un vétérinaire formé à l'aromathérapie, je vous recommande d'éviter toute ingestion.

La voie externe

C'est la voie d'administration à privilégier ; on peut diluer les huiles essentielles à des gels, des huiles végétales, des shampoings, etc., ou bien les diffuser dans l'atmosphère.

Les règles de base sont sensiblement les mêmes que celles que l'on respecte déjà pour nous :

- Évitez les huiles essentielles dermocaustiques et sensibilisantes (le test cutané reste valable chez les animaux), comme les huiles essentielles riches en phénols, en cétones et en aldéhydes.
- Toutes ces huiles sont à diluer fortement (attention, le pelage peut parfois masquer une irritation cutanée).
- N'appliquez jamais d'huiles essentielles sur les muqueuses sensibles : truffe, babines, zone ano-génitale, oreille (pavillon comme le conduit auditif externe, encore moins à l'intérieur).
- TENEZ COMPTE DU POIDS DE L'ANIMAL. Un chat de 3 kg doit être assimilé à un nourrisson, pas à un cheval !

L'application cutanée

Pour un soin aromatique, il est important de faire un test de tolérance, puis d'appliquer l'huile essentielle à rebrousse-poil et de préférence sur des zones que l'animal ne peut pas lécher (échine…), ou de recouvrir la zone que l'on traite par un bandage.

La dilution des huiles essentielles dans une huile végétale n'est pas pratique car difficile à appliquer à cause du pelage parfois dru. Il est plus aisé d'utiliser un gel non gras à base de carbomère qui pénètre rapidement et facilement la couche épidermique. On l'utilise en particulier pour les troubles articulaires et musculaires et les plaies de surface.

L'utilisation des huiles essentielles dans le shampoing est le mode d'application le plus pratique car les molécules aromatiques sont réparties uniformément. On utilise ce mode d'administration pour une action antiparasitaire ou antifongique.

Auquel cas il va falloir laisser poser quelques minutes… pas toujours évident.

Les chats : un cas particulier

D'abord les chats ont la peau très fine et donc plus facilement irritable par les huiles essentielles. Ensuite le chat ne dispose pas de glucuronyl-transférase, une enzyme qui permet de catalyser certaines molécules aromatiques au niveau du foie afin de les rendre solubles dans les urines et les éliminer. Pour cette raison, de nombreuses huiles essentielles sont toxiques pour lui. Il est donc contre-indiqué d'utiliser les huiles essentielles en interne chez le chat sans l'avis d'un vétérinaire.
Par ailleurs, le nombre et la qualité des cellules olfactives du chat le rendent hypersensible aux odeurs, il peut se retrouver très fortement perturbé par les huiles essentielles.
Pour éviter tout risque je ne peux que vous conseiller de consulter un vétérinaire aromathérapeute.

Les huiles essentielles dans les produits ménagers

Les huiles essentielles sont utilisées non seulement pour leurs effets assainissants et antiseptiques, mais aussi et surtout pour le plaisir des odeurs ! On utilise en général les essences d'agrumes, fraîches et revitalisantes (le citron, la bergamote…) ou encore « cocoonantes » (l'orange, la mandarine…), et les huiles essentielles de conifères (pins, sapins, épinettes…) pour leur effet tonifiant et respiratoire.

Des idées ?

- 2 gouttes sur le sac d'aspirateur pour embaumer toute la maison.
- 3 gouttes dans l'eau de lessive des sols.
- 2 gouttes dans le bac à adoucissant du lave-linge.
- 3 gouttes dans une huile d'olive pour cirer les meubles.
- Quelques gouttes sur un coton toutes les semaines dans un placard ou un frigo pour assainir et chasser les mauvaises odeurs.
- Quelques gouttes de lavande sur un sachet de fleurs séchées ou de cèdre sur une boule de bois dans une penderie pour éloigner les mites.
- Quelques gouttes de cèdre sur la caisse intérieure en bois d'un piano pour lui éviter d'être grignoté par des mites.

La liste est non exhaustive, imaginez, testez !

Mes 12 huiles essentielles pour commencer l'aromathérapie

Bois de rose

Aniba rosaeodora

- Une huile polyvalente à utiliser dès l'enfance
- Une anti-infectieuse douce mais puissante
- Une alliée pour la peau

De la famille des lauracées, Aniba rosaeodora est un arbre des forêts tropicales et subtropicales d'Amazonie, du Brésil, du Pérou et de Guyane.
Son bois rosé et délicatement parfumé lui fit donner son nom de « bois de rose » et a fait pendant longtemps le bonheur de la parfumerie pour sa richesse en linalol. Ce succès a aussi fait son malheur car l'espèce a été décimée. En 2001, un arrêté ministériel interdit son exploitation en Guyane. Puis en 2010, l'espèce est inscrite sur la liste des espèces menacées d'extinction. Le Brésil qui en produit encore continue d'observer une disparition progressive des ressources.
On peut trouver maintenant de l'huile essentielle de bois de rose issue d'une filière durable de production de Guyane*, ou encore mieux une huile obtenue par distillation des feuilles et non plus du bois, qui donne une huile essentielle tout aussi intéressante thérapeutiquement et olfactivement que l'huile essentielle extraite du bois, et respectueuse écologiquement. Si cette donnée vous tient à cœur, évitez le bois de rose qui provient du Brésil.
D'autres arbres à travers le monde sont aussi nommés bois de rose, il convient donc de bien se référer au nom latin.
Son prix varie généralement entre 9 et 12 € pour 10 ml.

---

*. https://anibarosa.cirad.fr/le-projet/le-contexte

Propriétés

· Antivirale, antifongique, mais faiblement antibactérienne
· Immunostimulante
· Antalgique
· Anti-inflammatoire
· Antispasmodique
· Stimule la régénération cutanée
· Stimule la production de collagène
· Légèrement mucolytique et anti-inflammatoire bronchique
· Hypotensive, bradycardisante
· Sédative, calmante, anxiolytique

Composition

· Monoterpénols (80/97 %) : linalol (70/95 %), α-terpinéol, géraniol, nérol
· Monoterpènes (3/10 %) : limonène, α et β-pinène
· 1,8 cinéole (3/5 %)
· Sesquiterpènes

Précautions d'utilisation et toxicité

L'huile essentielle de bois de rose est si douce et si bien tolérée par l'organisme qu'elle convient à tous. Sollicitez l'avis d'un thérapeute pour les nourrissons et pendant la grossesse.

Idée cosmétique

Baume hydratant pour mains sèches et gercées.
Faites fondre au bain-marie à feu très doux 20 g de beurre de karité et 20 g de beurre de coco. Dès que les beurres sont liquéfiés, retirez le récipient du feu et ajoutez-y 50 gouttes d'huile essentielle de bois de rose. Mélangez bien et versez le tout dans un petit pot de 50 ml que vous fermerez soigneusement. Laissez refroidir à température ambiante.

Utilisations

Acné

Préparez un flacon de 10 ml avec 10 gouttes de bois de rose et de la cire de jojoba ou de l'huile végétale de nigelle. Appliquez une trace du mélange sur chaque bouton 1 à 2 fois par jour. Évitez le soleil pendant 2 heures.

Eczéma, psoriasis, mycoses, brûlures légères, égratignures...

Sa grande richesse en linalol prédispose le bois de rose à soulager eczéma, psoriasis, mycoses… sans cependant régler les causes de ces affections pour lesquelles il conviendrait de consulter un naturopathe ou un nutrithérapeute.

Préparez un flacon de 50 ml avec 50 gouttes de bois de rose et de l'huile végétale de nigelle. Appliquez sur les zones atteintes 1 à 2 fois par jour.

Infections virales : rhino-pharyngite, otite, angine, bronchite, sinusite... ou en prévention

L'huile essentielle de bois de rose est un anti-infectieux puissant, idéal pour les enfants grâce à sa grande innocuité. Relaxante et sédative, elle est antivirale et stimule les fonctions de défenses naturelles de l'organisme.

Entre 3 et 30 mois, préférez l'appliquer, diluée dans une huile végétale, sur la plante des pieds, à raison d'1 à 3 gouttes par pied en fonction de l'âge. Au-delà de 30 mois, diluez 3 à 5 gouttes dans une huile végétale pour masser le haut du dos, 2 à 3 fois par jour.

À partir de 6 ans, si vous avez du mal à trouver du bois de rose, remplacez-le par la lavande.

Vous pouvez aussi utiliser le bois de rose dans le bain en diluant 5 gouttes dans un peu de savon liquide avant d'incorporer le mélange dans l'eau du bain.

Pour assainir les lieux et stimuler les défenses naturelles des enfants, diffusez de l'huile essentielle de bois de rose dans la pièce, à raison de 5 minutes toutes les demi-heures. En dessous de 6 mois, évitez que le bébé ne soit dans la pièce au moment de la diffusion.

Maux de ventre des enfants

Qu'ils soient liés à une digestion difficile ou au stress lié à la séparation, le bois de rose est capable de les soulager très vite grâce à sa capacité à relâcher les contractions musculaires et relaxer le système nerveux.

Mettez une goutte de bois de rose dans le creux de votre main avec un peu d'huile végétale et massez le ventre de l'enfant dans le sens des aiguilles d'une montre.

Mycose vaginale

Préparez un petit flacon de 10 ml dans lequel vous mettez 50 gouttes de bois de rose et de la cire de jojoba. Secouez bien le flacon et mettez une dizaine de gouttes du mélange sur un petit tampon hygiénique en coton bio non traité que vous placez dans le vagin. Gardez-le une heure, 2 fois par jour. Pour les petites filles, mettez juste une goutte d'huile essentielle de bois de rose directement au fond de la culotte 1 à 3 fois par jour.

Rides, peau atone, vergetures...

L'huile essentielle de bois de rose tonifie la peau en stimulant la production de collagène.
Préparez-vous un petit flacon de 20 ml avec 8 gouttes de bois de rose, 5 ml d'huile végétale de rose musquée et complétez avec de la cire de jojoba. Appliquez 3 gouttes du mélange tous les matins sur le visage en évitant le contour des yeux.
Pour des vergetures, mettez 50 gouttes de bois de rose pour 5 ml de rose musquée et 13 ml de jojoba.

Surmenage, stress et déprime

Le bois de rose calme, relaxe, rééquilibre le système nerveux en douceur.
Quand le besoin se fait sentir, faites dix longues respirations, lentes, basses et profondes au-dessus d'un flacon de bois de rose. Vous pouvez aussi la diffuser dans la pièce quelques minutes toutes les demi-heures.

Toux coquelucheuse

Antivirale et antispasmodique, l'huile de bois de rose aide à calmer les toux spasmodiques.

Massez le haut du dos avec 2 à 5 gouttes d'huile essentielle pour une cuillère à café d'huile végétale.

Olfactothérapie

Le bois de rose chasse la morosité et le pessimisme pour aménager en soi un espace de sérénité et de confiance en soi qui permet de s'ouvrir à sa propre créativité.

Et si je n'ai pas de bois de rose ?

Vous pouvez substituer l'huile essentielle de bois de rose par celle du bois de Hô (*Cinnamomum camphora CT linalol*) dans toutes les indications proposées ci-dessus.

Citron

Citrus limonum, Limon vulgaris

- L'huile essentielle de la digestion
- Stimule la circulation sanguine
- Revitalise et remonte le moral

De la famille des rutacées, le citron tire son nom du grec ancien *kitrion*. On lui a donné au cours du temps de nombreux noms tels limon, citron doux, citron créole, pomme de Médie, limonier des Anglais…

Porté par un arbuste épineux de 5 à 10 m de haut, le citron est un agrume à l'écorce épaisse et parfumée qui a besoin pour se développer de chaleur et de soleil.

Il faut environ 2 kg d'écorce pour obtenir un flacon de 10 ml qui coûtera entre 3 et 6 €.
Pour préserver sa finesse aromatique et ses qualités thérapeutiques, il est indispensable de le consommer de qualité biologique pour éviter les produits chimiques des traitements et conseillé de le conserver au réfrigérateur. Achetez votre huile au printemps afin de profiter au mieux de sa fraîcheur.

Propriétés

- Stimule, draine et régénère le foie
- Stimule la fabrication de la bile et son expulsion pour mieux digérer les graisses et faciliter le transit
- Réduit les nausées
- Stimule la circulation sanguine et lymphatique
- Réduit les œdèmes
- Antivirale et antibactérienne
- Immunostimulante
- Anti-inflammatoire
- Anticancéreuse par divers moyens d'action
- Relaxante musculaire
- Revitalisante

Composition

Environ 110 composés différents
- Monoterpènes (jusqu'à 90 %) : D-limonène (60/70 %), β-pinène, γ-terpinène…
- Aldéhydes terpéniques (1/3 %) : citrals
- Monoterpénols, sesquiterpènes, esters, coumarines et furocoumarines.

Précautions d'utilisation et toxicité

Dénuée de toute toxicité aux doses conseillées ici, l'essence de citron est facile et agréable à ingérer, même par les enfants et les femmes enceintes ou qui allaitent. Attendez 3 ans pour la proposer par voie interne.
Irritante pour les peaux sensibles, diluez-la toujours dans une huile végétale.
Toutes les essences d'agrumes sont photosensibilisantes ; ne vous exposez donc jamais au soleil dans les heures qui suivent une application sur la peau.

Idée cosmétique

Masque assainissant pour cheveux ternes et gras

Dans un bol, mélangez 10 gouttes d'essence de citron et 3 cuillères à soupe d'huile végétale de nigelle. Ajoutez-y 5 cuillères à soupe de rhassoul (argile minérale naturelle) et mélangez avec une cuillère en bois ou en plastique.
Délayez très progressivement avec un hydrolat ou de l'eau de source jusqu'à obtenir une pâte onctueuse.
Appliquez cette pommade sur des cheveux mouillés et massez délicatement le cuir chevelu. Laissez poser 10 minutes, puis rincez abondamment.

Utilisations

Affections buccales : gingivite, parodontose, aphte…

Faites un bain de bouche avec une cuillère à café d'huile de coco et 3 gouttes d'essence de citron. Gardez le mélange en bouche le plus longtemps possible en faisant passer le liquide entre les dents. Crachez et rincez-vous la bouche avec de l'eau tiède.

Cellulite et jambes lourdes

L'essence de citron fluidifie le sang, active et tonifie la microcirculation, « dissout » les amas graisseux, soutient le pancréas, stimule les reins…

Pour faire capituler vos petits capitons, préparez-vous une huile de massage dans un flacon de 100 ml, dans lequel vous mettez 20 ml d'essence de citron, 20 ml d'huile végétale de nigelle et 60 ml de cire de jojoba.

Massez vos jambes du haut des genoux vers le haut des cuisses. Sachez que le massage, surtout en palper-rouler, sera à 50 % responsable du résultat final, et qu'en ma qualité de nutrithérapeute, je ne peux que vous conseiller de revoir votre alimentation et pratiquer un « minimum » d'activité physique.

Chambre de malade

Lorsque le malade se lève pour prendre sa douche par exemple, profitez-en pour aérer en grand, puis diffusez de l'essence de citron 5 à 10 minutes, avant son retour!

Si la personne est alitée et ne peut quitter la pièce, cela reste important d'aérer la pièce régulièrement, mais ne diffusez le citron que 2 ou 3 minutes tous les quarts d'heure pour ne pas irriter ses muqueuses. Stoppez la diffusion si cela provoque une toux.

Cure de détox, rétention d'eau

Par ses fonctions dépuratives (qui éliminent les toxines) du foie, des reins et du pancréas, l'essence de citron est un excellent allié dans les changements de saison. Buvez tous les matins un grand verre d'eau tiède faiblement minéralisée, dans lequel vous mettez 3 à 5 gouttes d'essence de citron. Bien remuer juste avant de boire car l'essence ne se mélange pas avec l'eau. À faire 3 à 6 semaines à chaque changement de saison !

Dépression hivernale

L'essence de citron est un bon tonique nerveux. Elle revitalise l'organisme, renforce la confiance en soi et chasse le pessimisme. Diffusez de l'huile essentielle dans l'atmosphère 5 minutes toutes les heures.

Digestion lente, transit ralenti, repas trop riches…

Le citron stimule, draine et régénère le foie qui a fort à faire lorsqu'on a fait un gros excès ou qu'on en enchaîne de multiples petits. De plus, l'essence de citron stimule la fabrication de la bile et son expulsion pour mieux digérer les graisses et faciliter le transit.

Si vous êtes constipé ou en pleine période festive de marathon culinaire, prenez 3 gouttes dans un verre d'eau matin, midi et soir. Comme l'essence ne se mélange pas à l'eau naturellement, remuez bien le contenu de votre verre avant de boire.

Mauvaises odeurs

Rien de tel que le citron pour assainir une pièce, un frigo, un lave-vaisselle, un placard, le linge, toute une maison… Le réflexe devrait d'abord être d'aérer un bon coup la pièce en ouvrant grand les fenêtres, puis de diffuser de l'essence de citron dans l'atmosphère 5 minutes toutes les demi-heures (pas plus, les citrus peuvent être un peu irritants pour les muqueuses respiratoires).

Pour un placard ou le frigo : ouvrez le flacon d'huile essentielle et enlevez le compte-gouttes en plastique, puis placez dedans un morceau de papier buvard qui dépasse du flacon et mettez le tout dans un coin où il ne risque pas d'être renversé.
Pour le lave-vaisselle : mettez 2 gouttes avec le liquide de rinçage et pour le linge : 2 gouttes dans le bac de l'assouplissant.

Nausées de la grossesse ou mal des transports

Quand le foie se fait chahuter par tout ce bouleversement hormonal de la grossesse ou par un trop grand nombre de tournants sur la route, il est heureux de se faire aider par le citron !
Prenez-en 1 à 3 gouttes dans un peu d'eau le matin au réveil, avant même de vous lever. Au cours de la journée ou pendant un transport, quand la nausée s'annonce, passez le doigt sur le flacon et sucez-le.
Ceci est valable dès 3 ans (1 goutte sur un petit sucre).

Pinceaux de maquillage, embouts en mousse…

Pour éviter conjonctivites et autres petites inflammations, il est indispensable de désinfecter régulièrement les outils de maquillage qui entrent en contact avec les yeux. Pour cela, mettez dans un godet ou un petit verre une demi-cuillère à café de savon liquide pour les mains ou pour la douche et 10 gouttes de citron. Mélangez bien puis ajoutez un peu d'eau chaude et laissez les pinceaux tremper une petite heure. Puis rincez soigneusement et laissez sécher.

Rhumatismes, courbatures, crampes, goutte

L'essence de citron est anti-inflammatoire, relaxe les muscles et active la microcirculation pour stimuler la circulation des toxines.

Préparez-vous un flacon de 50 ml avec 150 gouttes de citron et complétez avec du macérat huileux de millepertuis. Massez ensuite les zones douloureuses 1 à 2 fois par jour. Ne vous exposez surtout pas au soleil après, le macérat de millepertuis est tout aussi photosensibilisant que le citron.
Peut-être devriez-vous aussi remettre en cause votre alimentation ?

Un sirop pour l'hiver

Maladies infantiles, gros rhumes, mal de gorge, gastro, indigestion, constipation chronique, aigreurs d'estomac, convalescence, fatigue de fin d'hiver, vers intestinaux, manque d'appétit… ou en prévention de tout ça : tout est bon pour le citron qui renforce l'immunité naturelle en stimulant la production des globules blancs.
Préparez un sirop dans un flacon en verre de 100 ml environ, avec 3 à 4 cuillères à soupe de miel liquide, 25 gouttes de propolis, 100 gouttes d'essence de citron. Complétez le flacon avec un hydrolat de menthe poivrée (ou celle que vous avez, ou encore de l'eau de source), et secouez longuement le flacon jusqu'à ce que le mélange soit homogène. Pour les enfants à partir de 3 ans, c'est une cuillère à café, 1 à 3 fois par jour.
Pour maman et papa on remplace la cuillère à café par la cuillère à soupe.
Attention à tenir hors de portée des enfants : c'est trop tentant de siroter le flacon tout entier !

Un bain remonte-moral

Quand la déprime de fin d'hiver vous attrape, quand vous êtes surmené, que vous manquez d'énergie…, quelques gouttes de citron dans votre bain aident à chasser les idées noires et retrouver entrain et bonne humeur !

Pour cela, mettez un peu de shampoing dans le creux de votre main et mélangez-y 10 gouttes d'essence de citron, puis dispersez le mélange dans l'eau du bain juste avant d'y rentrer.

Olfactothérapie

La fragrance du citron dissout la fatigue psychique et aide à relativiser et relever la tête. Respirer du citron aide à ouvrir les portes de sa propre créativité en facilitant les processus du désir de faire.
Tout comme il draine le foie, il draine les vieilles aigreurs enkystées, afin de laisser une place nette et fraîche pour un nouveau départ.

Et si je n'ai pas de citron ?

Remplacer le citron dans toutes les indications ci-dessus est facile : la lime (citron vert), l'orange douce, le pamplemousse et la mandarine feront très bien l'affaire.

Cyprès toujours vert

Cupressus sempervirens

- Combat les infections virales
- Calme la toux
- Stimule la circulation sanguine et lymphatique

Symbole d'immortalité ou d'éternité, l'« arbre de vie » a été vénéré par de nombreuses civilisations anciennes. De la famille

des cupressacées, le cyprès tire son nom du grec ancien *cuprôs*, du nom d'une île où il poussait très abondamment. On le nomme aussi cyprès de Provence, cyprès pyramidal, cyprès d'Italie, arbre de bienvenue…
Originaire du bassin méditerranéen, ce conifère résineux, majestueux et élancé, peut monter jusqu'à 30 m de hauteur et vivre jusqu'à 2 000 ans ! Son tronc est droit, son écorce rougeâtre, ses branches dressées et très rapprochées forment une cime conique. Ses feuilles vert foncé sont très petites avec des pointes émoussées et des fruits ovoïdes de la grosseur d'une noix.
Généralement, la distillation se pratique en deux temps et nécessite 4 à 5 heures. Il faudra environ 1 kg de rameaux et de cônes pour obtenir 10 ml d'huile essentielle, que l'on trouve généralement entre 9 et 12 € pour une bonne qualité.
Les propriétés du cyprès se révèlent au mieux une année après sa distillation, demandez sa date de fabrication !

Remarque : le cyprès est une grande victime de la pollution, notamment lorsqu'il évolue en bordure des routes, ou dans des champs de culture conventionnelle. On peut constater, par des analyses, une forte présence de métaux lourds tels que le mercure ou le plomb. Ces déchets environnementaux se retrouvent dans les huiles essentielles et deviennent alors de véritables poisons pour la santé. Choisissez-le de qualité biologique.

Composition

Environ 100 types de molécules différentes
- Monoterpènes (60/90 %) : α-pinène (40/70 %), δ-3-carène (12/30 %), sabinène, myrcène…
- Sesquiterpénols (1/10 %) : cédrol (0,5/7 %)
- Sesquiterpènes, esters, diterpénols, acides diterpéniques

Propriétés

- Anti-inflammatoire et décongestionnante des veines et des vaisseaux lymphatiques
- Antitussive
- Mucolytique et expectorante
- Antispasmodique des bronches
- Immunostimulante
- Antibactérienne, antifongique, antivirale
- Décongestionnante veineuse et lymphatique
- Décongestionnante de la prostate
- Neurotonique, rééquilibrante du système nerveux central
- Plus ou moins emménagogue et régulatrice de la sueur selon le taux de cédrol

Précautions d'utilisation et toxicité

Le cyprès ayant une action sur le système hormonal, il est déconseillé de l'utiliser en cas de mastose, phlébite et cancers hormonodépendants.

Les femmes enceintes et allaitantes doivent l'éviter, ainsi que les enfants de moins de 6 ans. Évitez son usage prolongé sans l'avis d'un aromathérapeute.

Comme il est très fragile à l'oxydation, testez-le soigneusement sur une petite surface de peau avant de l'utiliser et consommez-le dans les 2 ans, en le fermant soigneusement après chaque utilisation.

Ne pas substituer au cyprès toujours vert le cyprès bleu (*Callitris intratropica*) qui, lui, est un « faux » cyprès dont l'huile essentielle, d'une belle couleur bleue, est anti-inflammatoire, cicatrisante, anti-érythémateuse et calme les irritations et les allergies cutanées. On utilise celui-ci presque exclusivement pour les soins de la peau.

Utilisations

Congestion de la prostate

Lorsque vous commencez à vous lever trop souvent la nuit pour aller aux toilettes, messieurs, il est peut-être temps de prendre soin de votre prostate. Outre le passage obligatoire chez le médecin pour écarter toute pathologie puis chez un naturopathe ou un nutrithérapeute qui saura vous conseiller pour lui redonner une nouvelle vigueur, massez votre bas-ventre matin et soir avec 2 gouttes d'huile essentielle de cyprès diluées dans une cuillère à café d'huile végétale.

Examens, entretiens d'embauche

Le cyprès soutient la concentration, combat la nervosité et procure un sentiment de force et d'équilibre. Respirez-le quand vous en ressentez le besoin : 1 goutte d'huile essentielle sur un mouchoir.

Fatigue nerveuse, surmenage

Fortifiant psychique et régulateur du système nerveux, le cyprès apporte de la stabilité et de la force aux personnes épuisées nerveusement. Diffusez-en quelques minutes toutes les heures et/ou respirez directement 1 goutte sur un mouchoir quand vous en ressentez le besoin.

Pieds froids

Pour réchauffer des pieds froids dus à une mauvaise circulation sanguine, allongez la personne frileuse en surélevant un peu ses jambes. Massez ensuite les pieds et les jambes (jusqu'aux genoux), avec un mélange constitué d'une cuillère à soupe d'huile végétale de calophylle et de 5 gouttes d'huile essentielle de cyprès.

Rhumatismes

Prenez un bain avec 10 gouttes de cyprès diluées dans un peu de shampoing.
Préparez une huile de massage antidouleur en mettant 150 gouttes de cyprès dans un flacon de 50 ml et complétez avec du macérat huileux de millepertuis. Massez les membres douloureux 1 à 2 fois par jour.

Toux et infections respiratoires

L'huile essentielle de cyprès a ceci de merveilleux qu'elle soigne aussi bien les toux grasses que les toux sèches. Elle est à la fois antitussive, mucolytique et antispasmodique.
Appliquez-la sur le haut du dos à raison de 10 gouttes d'huile essentielle diluées dans une cuillère à café d'huile de nigelle, plusieurs fois par jour (5 gouttes seulement entre 12 et 16 ans).
Vous pouvez aussi faire une inhalation en mettant quelques gouttes dans un bol d'eau bouillante ou la diffuser quelques minutes tous les quarts d'heure.

Transpiration excessive des mains (ou des pieds)

Il n'y a rien de plus désagréable que de devoir serrer des mains en sachant que l'on a les mains moites. Frottez-vous alors les

mains l'une contre l'autre avec une goutte d'huile essentielle de cyprès, plusieurs fois par jour, afin de réguler peu à peu la sécrétion de la sueur.
Si vous l'appliquez sous les aisselles, diluez-la légèrement avec une huile végétale pas trop grasse telle que la cire de jojoba! Vous pouvez aussi plonger vos pieds tous les soirs dans une bassine d'eau tiède dans laquelle vous aurez incorporé 7 gouttes de cyprès préalablement diluées avec un peu de savon liquide.

Troubles circulatoires, œdème et cellulite

Mauvaise circulation, varicosités, varices, jambes gonflées d'eau… tous les troubles circulatoires sont du ressort de l'huile essentielle de cyprès qui décongestionne le système veineux et lymphatique.
Dans les campagnes, nos grands-mères le savaient déjà : quand les chevilles étaient gonflées, elles préparaient une décoction de cônes de cyprès secs avec quelques baies de genièvre et plaçaient des compresses imbibées autour des chevilles. Vous obtiendrez le même effet avec de l'huile essentielle de cyprès : remplissez une petite bassine avec 1 litre d'eau chaude dans laquelle vous mettez 5 gouttes d'huile essentielle. Trempez des petites serviettes, essorez-les et placez-les autour des chevilles.
Pour une huile de massage à utiliser tous les jours : dans un flacon de 100 ml, mettez 5 ml d'huile essentielle de cyprès (soit environ 125 gouttes), 10 ml d'huile végétale de calophylle inophyle et complétez avec de la cire de jojoba. Agitez bien. Appliquez quelques gouttes de votre mélange à la sortie de la douche, sur une peau encore humide, et massez vigoureusement, toujours des chevilles vers les cuisses. Pensez aussi à surélever régulièrement vos jambes et à marcher et boire suffisamment.

Vous pouvez enfin prendre un bain de temps en temps dans lequel vous incorporerez 8 gouttes d'huile essentielle de cyprès préalablement mélangées avec un peu de savon liquide.

Olfactothérapie

L'huile essentielle de cyprès nous aide à vivre et accepter la séparation ou le changement lorsque nous nous sentons dépossédé, qu'il y a une forme d'incompréhension et/ou d'injustice. C'est alors une véritable alliée pour garder un bon équilibre psychique et faire face aux changements profonds que cela engendre inévitablement en nous, en tempérant les excès et donnant du courage.

Et si je n'ai pas de cyprès ?

L'huile essentielle qui se rapproche le plus du cyprès est celle de genévrier commun (*Juniperus communis*) qui peut remplacer le cyprès dans les indications ci-dessus.

Épinette noire

Picea mariana, Picea nigra

- Lève spasmes et tensions
- Soigne en douceur les infections respiratoires
- Apaise le corps et l'esprit

De la famille des abiétacées, on la nomme aussi épicéa noir, sapinette noire, mélèze d'Amérique, arbre de vie…

Originaire du Canada, cet épicéa doit son nom d'épinette noire à ses aiguilles très fines et dures et à la coloration donnée par le lichen qui se développe dessus. Il pousse le plus souvent sur des sols secs, sablonneux et tourbeux des forêts du nord des États-Unis.

Les épicéas noirs sont abattus toute l'année pour la fabrication de pâte à papier et parfois pour faire des charpentes. Il faut distiller environ 1,5 kg de jeunes rameaux pour obtenir 10 ml d'une huile essentielle résineuse, balsamique, puissante et douce à la fois.

Son prix varie généralement entre 8 et 12 € pour 10 ml.

Propriétés

- Antispasmodique
- Anti-inflammatoire
- Antivirale et antibactérienne
- Analgésique
- Décongestionne les voies respiratoires
- Mucolytique, expectorante, anti-inflammatoire bronchique
- Régule le système nerveux autonome
- Légèrement sédative

Composition : environ 60 types de molécules différentes

- Monoterpènes (55/60 %) : camphène, pinènes…
- Esters (25/50 %) : acétates de bornyle et d'isobornyle
- Monoterpénols, sesquiterpènes…

Précautions d'utilisation et toxicité

L'huile essentielle d'épinette ne présente aucune toxicité dans les dosages proposés dans ce livre.
On l'évite par précaution les 6 premiers mois d'un bébé et durant les 3 premiers mois de la grossesse.
Douce et bien tolérée, elle est cependant fragile à l'oxydation et peut devenir irritante, voire allergisante pour la peau si elle est trop ancienne ou si elle est restée trop longtemps en contact avec l'air.
Ne plus l'utiliser sur la peau après 2 ans et bien la refermer après chaque utilisation.

Idée cosmétique

Un gel douche réveille-matin

Et si vous profitiez de la fragrance oxygénante de l'épinette noire pour vous aider à ouvrir les paupières le matin ? Dans une base lavante neutre, ou tout simplement dans votre gel douche habituel, ajoutez une cinquantaine de gouttes d'huile essentielle d'épinette noire pour 100 ml de produit. Agitez bien la bouteille avant utilisation et faites attention de ne pas en mettre dans les yeux.
Vous pouvez aussi mettre une dizaine de gouttes dans le shampoing pour réguler et tonifier le cuir chevelu, et combattre pellicules et psoriasis. Laissez alors poser quelques minutes avant de rincer.

Utilisations

Les Indiens d'Amérique du Nord utilisaient l'épinette sous toutes ses formes: les jeunes pousses étaient consommées crues car très riches en vitamine C et légèrement dépuratives. En décoction, elles soignent la toux, combattent les infections pulmonaires, fortifient les jeunes accouchées, soignent les troubles urinaires. La résine est consommée comme gomme à mâcher, autant pour le plaisir que pour blanchir les dents et favoriser la digestion. On en fait aussi des sirops expectorants et même de la bière.

Asthme

L'épinette noire est antispasmodique, décongestionnante et oxygénante. Les asthmatiques tireront grand profit de sa diffusion régulière dans l'atmosphère. En cas de crise, respirez-la directement au flacon, en tentant de prolonger au maximum l'expiration.

Bronchite, toux spasmodique

L'huile essentielle d'épinette noire possède cinq qualités majeures pour soigner la bronchite et la toux qui l'accompagne : mucolytique, expectorante, oxygénante, anti-inflammatoire et antispasmodique.

Appliquez-la sur le haut du dos à raison de 10 gouttes d'huile essentielle diluées dans une cuillère à café d'huile végétale de nigelle 2 à 5 fois par jour.

Entre 3 et 8 ans : 3 gouttes, **entre 8 et 12 ans** : 5 gouttes.

Difficultés à trouver le sommeil dues aux tensions musculaires

Massez-vous, ou mieux, faites-vous masser lentement le dos, la nuque et les poignets avec 3 gouttes d'épinette noire. Bonne nuit !

Douleurs articulaires et musculaires, crampes...

Même s'il existe des huiles essentielles plus indiquées pour ce type de problèmes, l'huile essentielle d'épinette sait se rendre efficace en friction des zones douloureuses avec 4 à 5 gouttes pour une cuillère à soupe de macérat huileux de millepertuis.

Examens, concentration, trac...

Quand la peur bloque la respiration et vous fait perdre toute confiance, appliquez 2 ou 3 gouttes sur l'intérieur des poignets et frottez-les l'un contre l'autre, puis respirez calmement en allongeant votre expir par rapport au temps d'inspir.

Hypoglycémie

En cas d'hypoglycémie, et si vous n'avez rien à vous mettre sous la dent ou pas le temps de manger, appliquez une goutte d'épinette noire sur les poignets et prenez 5 longues respirations.

Infections ORL

Diffuser de l'huile essentielle d'épinette 5 minutes toutes les heures dans la pièce pour un effet préventif, et 5 minutes tous les quarts d'heure pour un effet curatif.

Parasitoses cutanées, mycoses...

L'épinette noire est un bon antimycosique et antiparasitaire. Diluez-la à 30 % dans une huile de nigelle et appliquez le mélange sur les zones concernées, tous les jours jusqu'à disparition.

Tensions musculaires des épaules dues au stress

L'épinette est la meilleure amie de votre trapèze ! Faites-vous masser les épaules et la nuque avec 3 à 5 gouttes d'épinette diluées dans une cuillère à café d'huile végétale et profitez-en pour respirer lentement et profondément avec le diaphragme, sans bouger les épaules !

Tonique général

Véritable « starter » métabolique, le cortisol permet de libérer de l'énergie à partir des réserves de l'organisme. L'huile essentielle d'épinette stimule la production de ce cortisol par les surrénales. Au quotidien, lorsque la fatigue vous tombe dessus, que vous êtes en convalescence, paralysé par le stress, ou encore après le repas, l'huile essentielle d'épinette soutient et permet de « tenir le coup ». Remplacez donc les excitants par une bonne friction de vos surrénales, glandes qui se trouvent juste au niveau des dernières côtes, au-dessus des reins, avec 5 gouttes d'huile essentielle d'épinette noire diluées avec un peu d'huile végétale pour une durée plus grande dans le temps.

Vous pouvez également la diffuser régulièrement dans l'atmosphère, ou la respirer au flacon à chaque fois que vous en ressentez le besoin. Mais attention si vous êtes trop fatigué, elle peut aussi vous donner envie de dormir.

ATTENTION

Lorsque vous avez passé le stade de la fatigue et que vous êtes vraiment épuisé, c'est une grosse erreur de stimuler des surrénales à plat. Donc pas de massage avec les huiles essentielles de pins, sapins ou épinettes. Une seule solution : vous reposer pour récupérer et pourquoi pas aller trouver un naturopathe ou un nutrithérapeute qui vous aideront à vous revitaliser naturellement.

Un bain contre les névralgies

Un bain à l'épinette noire soulage les névralgies et soutient le traitement de toutes les maladies d'origine nerveuse. Il apporte également un soulagement aux rhumatismes et relance l'énergie vitale de l'organisme tout en relaxant.

Mettez un peu de shampoing dans le creux de votre main et mélangez-y 10 gouttes d'épinette noire, puis dispersez le mélange dans l'eau chaude, juste avant d'y rentrer. Profitez-en pour retrouver une respiration lente et profonde.

Après le bain, étendez-vous entre une demi-heure et une heure avant de reprendre vos activités habituelles… ou allez dormir !

Olfactothérapie

L'huile essentielle d'épinette noire permet de libérer les émotions bloquées par la peur, de retrouver de la confiance en soi et d'accepter ce qui est afin de libérer les réserves physiques et psychiques pour mieux se concentrer sur l'action à mener sans tensions.

Elle aide à trouver un bon équilibre émotionnel et développer une bonne estime de soi.

Et si je n'ai pas d'épinette ?

Vous pouvez substituer l'épinette par le sapin de Sibérie (*Abies sibirica*) dans toutes les indications proposées ci-dessus avec la même efficacité.

Géranium rosat type Bourbon

Pelargonium graveolens, Pelargonium x asperum

- Huile reine de la peau
- Anti-infectieuse remarquable
- Grande adaptogène du système nerveux

Originaire d'Afrique du Sud, ce géranium n'est en fait pas un… géranium mais un pelargonium. Même famille, les géraniacées, mais un genre différent.

Une grande confusion règne dans la dénomination de tous ces pelargoniums odorants cultivés pour leur huile essentielle. On distingue les différents hybrides, stériles, par le nom générique de géranium rosat. On trouve ainsi en aromathérapie des géraniums rosat d'Égypte, de Chine ou Bourbon, aux compositions assez proches. On les utilise relativement de la même manière, sachant que le Bourbon se différencie des deux autres par la finesse de sa fragrance et par sa richesse supérieure en esters, molécules relaxantes et antispasmodiques.

Il faudra environ 7 kg de fleurs pour produire un flacon de 10 ml d'huile essentielle à l'odeur de rose et de litchi. On la trouve généralement entre 8 et 12 € les 10 ml.

Propriétés

- Antivirale, antibactérienne, antifongique
- Vermifuge (vers intestinaux) et insectifuge
- Immunomodulante
- Anti-inflammatoire
- Antalgique
- Antispasmodique, relaxante

· Stimule la régénération des fibres de collagène
· Tonique et astringente cutanée, cicatrisante
· Régule la production de sébum
· Tonifie les parois veineuses et lymphatiques
· Antiœdémateuse
· Hémostatique
· Régulatrice hormonale

Composition

Environ 60 types de molécules différentes
· Monoterpénols : citronellol (20/50 %), géraniol (5/15 %), linalol (3/10 %)
· Esters (20/25 %)
· Sesquiterpènes (5/10 %)
· Cétones : isomenthone (2/6 %), menthone (1/2 %), furopelargone
· Oxydes de rose, monoterpènes, aldéhyde terpénique, oxydes, sesquiterpénols

Précautions d'utilisation et toxicité

L'huile essentielle de géranium de type Bourbon ne présente aucune toxicité à dose physiologique.
On l'évite par précaution avant 6 mois et durant les 3 premiers mois de la grossesse.
Remarque : la menthone et l'isomenthone ne présentent aucune toxicité neurologique aux dosages conseillés.

Utilisations

Nous avons affaire ici à une grande reine de l'aromathérapie qui agit avec une grande efficacité sur un très grand nombre de problématiques. Une huile à avoir absolument dans sa trousse !

Idée cosmétique

Huile antivergetures

Vive le géranium pour prévenir et atténuer les vergetures, même durant la grossesse à partir du 4e mois.

Préparez un flacon de 100 ml avec 125 gouttes d'huile essentielle de géranium, 20 ml d'huile végétale de calophylle inophyle et le reste avec de l'huile végétale de rose musquée.

Appliquez et massez longuement les zones concernées, 1 à 2 fois par jour.

Brûlures et coups de soleil

Même si la menthe poivrée est mieux adaptée au plus fort de la douleur, le géranium prend merveilleusement la suite pour stimuler la régénération de la peau.

- Appliquez régulièrement en couche épaisse sur la brûlure 3 gouttes de géranium et du beurre de karité.
- Pour un coup de soleil, déposez au creux de votre main une noisette de beurre de coco et 5 gouttes d'huile essentielle de géranium puis faites pénétrer sur les zones brûlées.

Cheveux gras et pityriasis (pellicules d'origine fongique)

Mettez 250 gouttes (environ 10 ml) d'huile essentielle de géranium dans une bouteille de 250 ml de shampoing. Bien secouer avant chaque utilisation. Laissez poser quelques minutes avant de rincer. Vous pouvez l'utiliser au long cours sans inconvénient.

Colites, spasmes abdominaux

Massez le ventre dans le sens des aiguilles d'une montre avec 3 gouttes d'huile essentielle de géranium et une demi-cuillère à café d'huile végétale.

Crevasses du mamelon lors de l'allaitement

Après la tétée, appliquez généreusement un mélange d'une demi-noisette de beurre de karité avec 1 goutte de géranium. Rincez les mamelons à l'eau claire avant la tétée suivante et faites suinter quelques gouttes de lait à étaler sur les mamelons juste avant de les confier à bébé affamé.

Écorchures, saignement de nez, coupures…

Hémostatique, l'huile essentielle de géranium stoppe rapidement les saignements. Elle active également la cicatrisation.
Appliquez 2 à 5 gouttes sur une gaze ou un coton et appliquez en maintenant sur la plaie jusqu'à arrêt des saignements.
En cas de saignement de nez, roulez une petite mèche de coton sur laquelle vous mettez une goutte de géranium. Enfoncez délicatement la mèche dans la narine concernée et appuyez fortement avec votre doigt tout en penchant la tête en avant (jamais en arrière !).

Hémorroïdes, prurit anal

L'huile essentielle de géranium tonifie le système circulatoire, réduit l'inflammation et les œdèmes, calme la douleur et apaise les démangeaisons. Fabriquez un baume dans un petit pot de 10 ml en faisant fondre au bain-marie à feu très doux 8 g de beurre de karité. Une fois liquide, retirez-le du feu et ajoutez-y hors du feu 35 gouttes de géranium. Puis complétez avec de l'huile végétale de calophylle pour compléter le pot. Mélangez soigneusement puis laissez figer à température ambiante avant d'utiliser matin et soir en application locale.

Mycoses cutanées

Diluez-la de 1 à 2 % maximum pour le visage avec une huile végétale de nigelle ou à 5 % pour le reste du corps. En mettre plus ne sera pas plus efficace. Appliquez 1 à 2 fois par jour jusqu'à une semaine après l'éradication totale.

Rhumatismes, arthrose

Dans un flacon de 100 ml, mettez 10 ml d'huile végétale de géranium, 50 ml d'huile végétale de millepertuis et 40 ml d'huile végétale de nigelle. Massez les zones douloureuses avec quelques gouttes du mélange 1 à 2 fois par jour.

Stress, surmenage, anxiété

Respirez l'huile essentielle de géranium directement au flacon ou bien mettez 1 goutte sur un mouchoir.
Vous pouvez aussi la diffuser dans la pièce quelques minutes quand le besoin se fait sentir.
Et si vous preniez un bain ? Mettez un peu de shampoing dans le creux de votre main et mélangez-y 8 gouttes d'huile

essentielle de géranium, puis dispersez le mélange dans l'eau chaude, juste avant d'y rentrer. Profitez-en pour retrouver une respiration lente et profonde.
Après le bain, étendez-vous entre une demi-heure et une heure avant de reprendre vos activités habituelles… ou d'aller vous coucher.

Syndrome prémenstruel et troubles de la ménopause

Préparez un flacon de 50 ml avec 75 gouttes de géranium et de l'huile végétale d'onagre. Massez le ventre avec quelques gouttes du mélange 1 à 2 fois par jour.

Un massage des mains antidouleur et d'accompagnement

Que ce soit pour soulager les douleurs d'arthrose des mains ou apporter du réconfort à une personne alitée et faible, mettez dans le creux de votre main quelques gouttes de cire de jojoba et 2 gouttes d'huile essentielle de géranium puis massez-lui les mains.

Olfactothérapie

L'huile essentielle de géranium Bourbon est une grande adaptogène qui permet tout en douceur d'assouplir un caractère quelque peu excessif. Elle régule les grandes fonctions de l'organisme, permettant de ressembler le corps et l'esprit quand ceux-ci ne sont plus en phase afin de construire ou se reconstruire. On ne constate souvent pas ces subtilités psycho-émotionnelles avec un géranium rosat d'Égypte ou de Chine.

Et si je n'ai pas de géranium ?

La composition moléculaire de l'huile essentielle de géranium est riche et unique et n'est malheureusement comparable à aucune autre. Il faudra pour la remplacer utiliser soit une composition de plusieurs huiles, soit choisir une huile pour chacune des indications.

Lavande vraie

Lavandula angustifolia, Lavandula vera ou Lavandula officinalis

- Une grande amie de la peau
- Une anti-infectieuse remarquable
- Soutient le système nerveux

De la famille des lamiacées, on la nomme aussi lavande fine, petite lavande, lavande officinale, lavande femelle, lavande des Alpes, lavande d'altitude, nard d'Italie, faux-nard, garde-robe, casidounne…

Son nom provient du latin *lavare* qui signifie « laver », « purifier ».

La lavande préfère évoluer sur des terrains calcaires entre 800 à 1 600 m d'altitude afin de profiter de lumière et de chaleur. En dessous de 800 m, il s'agit la plupart du temps de lavandin, lavande hybride. À partir de 1 200 m, on la nomme « fine » ou « d'altitude ».

La lavande se ramasse plutôt en juillet et en août, quand le soleil de Provence lui permet d'offrir le meilleur d'elle-même. La distillation d'un kilo des sommités fleuries de la lavande dure

en moyenne 1 h 30 à 2 heures et donne environ 10 ml d'huile essentielle.
Son prix varie de 3,50 € à 25 € les 10 ml, suivant son origine et sa qualité biologique ou non. En dessous de 6-8 €, il se peut que la lavande soit plutôt un lavandin doux ; au-delà de 15 €, vérifiez que sa qualité soit à la hauteur de prix, auquel cas faites-vous le cadeau d'une huile fine de qualité.
L'huile essentielle AOC « Huile Essentielle de lavande de Haute Provence » est produite de façon traditionnelle, dans une zone géographique précise, avec des critères de qualité stricts. Sautez dessus pour une utilisation en olfactothérapie.
Un prix correct pour une lavande produite en France : entre 10 et 14 €.

Propriétés

- Antivirale, antibactérienne, antifongique
- Immunostimulante
- Insecticide (poux)
- Anti-inflammatoire
- Antalgique
- Antispasmodique
- Hypotensive
- Anxiolytique
- Relaxante, sédative

Composition

Environ 50 types de molécules différentes
- Esters : acétate de linalyle (30/55 %)
- Monoterpénols : linalol (25/40 %), terpinéol-4…
- Monoterpènes (5/10 %)
- Sesquiterpènes (5/8 %)

Précautions d'utilisation et toxicité

La lavande vraie ne présente aucune toxicité à dose physiologique. Elle fait même partie des huiles qui peuvent être utilisées pendant la grossesse et chez les jeunes enfants.
On l'évite par précaution comme toujours les 3 premiers mois d'un bébé et durant les 3 premiers mois de la grossesse, sauf en olfaction.
À ne surtout pas remplacer par la lavande aspic, la lavande stoechade, le lavandin, la lavande dentée… qui contiennent toutes du camphre, neurotoxique à doses répétées.

Utilisations

Idée cosmétique

Liniment oléocalcaire

Préparez vous-même un liniment cicatrisant, apaisant et protecteur pour nettoyer en douceur les fesses de bébé ou enlever votre maquillage.
Fouettez 50 ml d'eau de chaux (que vous trouverez en pharmacie), 50 ml d'huile végétale d'olive ou de macadamia et 20 gouttes d'huile essentielle de lavande vraie jusqu'à complète émulsion. Versez le mélange dans un flacon à pompe et secouez vigoureusement avant chaque utilisation.
Conserver à l'abri de la chaleur et de la lumière. Le liniment en lui-même se garde très longtemps et sans conservateur car le pH basique du liniment le protège des champignons.

L'hydrolat de lavande

Mettez-le dans un vaporisateur que vous placerez au frigo l'été afin de le vaporiser sur les coups de soleil pour un effet frais et un soin réparateur.
Pour un linge délicatement parfumé, remplissez le réservoir de votre fer à repasser avec un mélange de 50 % d'hydrolat de lavande et 50 % d'eau.

Brûlures

Même si la menthe poivrée est mieux adaptée au plus fort de la douleur, la lavande prend merveilleusement la suite accompagnée d'une huile végétale de calophylle ou d'un beurre de karité pour modérer la douleur et stimuler la régénération de la peau.
Si vous avez pris un coup de soleil, déposez au creux de votre main un peu d'huile de coco et 5 gouttes d'huile essentielle de lavande vraie et appliquez sur les zones brûlées.

Dermatoses inflammatoires

Dans un flacon de 50 ml, mettez 5 ml de lavande et complétez avec de l'huile végétale de nigelle. Appliquez sur les zones concernées plusieurs fois par jour.

Douleurs

Les actions anti-inflammatoire et antalgique de la lavande soulagent les maux de tête, les douleurs musculaires et articulaires.
Pour la tête, massez doucement les tempes et la base de la nuque avec 1 goutte d'huile essentielle pour 1 goutte de cire de jojoba.
Pour les douleurs chroniques, préparez un flacon de 100 ml avec 15 ml d'huile essentielle de lavande et 85 ml d'huile végétale de millepertuis. Massez les zones douloureuses 1 à 2 fois par jour.

En cas de traumatisme musculaire, l'huile essentielle de lavandin est davantage indiquée grâce au camphre qu'elle contient.

Infections ORL : rhinites, bronchites, sinusites, otites…

Faites une inhalation en mettant 2 gouttes d'huile essentielle de lavande dans un bol d'eau très chaude.
Préparez également un flacon de 50 ml avec 120 gouttes de lavande et de l'huile végétale de nigelle. Appliquez 10 gouttes du mélange dans le haut du dos toutes les heures (1 goutte par année d'âge pour les enfants jusqu'à 10 gouttes maximum).

Piqûres et venin

Une goutte pure sur les piqûres calme la douleur et neutralise les venins.
Cependant, la lavande aspic possède un effet analgésique remarquable, supérieur à celui de la lavande vraie, grâce à sa teneur en camphre. Elle peut être également utilisée à partir de 8 ans et en dehors de la grossesse pour les piqûres de vives ou de méduses. Je leur préfère néanmoins la menthe poivrée au pouvoir antalgique bien supérieur.

Poux : en prévention

Mettez une goutte d'huile essentielle de lavande sur l'écharpe et une autre à l'intérieur du bonnet, ou bien vaporisez de l'hydrolat de lavande sur la chevelure de l'enfant en prenant soin qu'il garde ses yeux fermés.

Spasmes, contractures, crampes, tensions musculaires...

Versez de l'huile végétale dans le creux de votre main et ajoutez-y 5 gouttes d'huile essentielle de lavande vraie, puis massez les zones douloureuses.
Pour une utilisation régulière, mettez 5 ml ou 150 gouttes d'huile essentielle de lavande vraie dans un flacon de 100 ml que vous complétez avec un macérat huileux de millepertuis.

Spasmophilie (crise), anxiété

Inspirez profondément par le nez l'huile essentielle de lavande directement au bouchon puis soufflez doucement et le plus longuement possible par la bouche comme si vous souffliez sur la flamme d'une bougie pour la faire courber sans l'éteindre.
Appliquez aussi une goutte de lavande au niveau du plexus ou sur les poignets.
Et prenez du magnésium !

Sautes d'humeur, irritabilité, crises de larmes irrépressibles, agitation des enfants...

La lavande est une grande régulatrice du système nerveux.
Diffusez de l'huile essentielle de lavande dans la pièce 5 minutes tous les quarts d'heure ou bien faites 10 longues respirations basses et profondes, directement au bouchon ou avec 1 goutte sur un mouchoir.

Sommeil

Pour s'endormir, mieux dormir, vous rendormir..., diffusez l'huile essentielle de lavande dans la chambre à coucher 5 minutes avant d'aller vous coucher. Au milieu de la nuit, déposez

2 gouttes sur un mouchoir pour le respirer en allongeant l'expir par rapport à l'inspir.

Stress et surmenage

En cas de surmenage, si vous êtes à la fois épuisé et à cran, respirez l'huile essentielle de lavande directement au flacon ou bien mettez 2 gouttes sur un mouchoir.

Tension artérielle un peu haute, palpitations

Diffusez de l'huile essentielle dans l'atmosphère 5 minutes toutes les heures. Appliquez également 3 à 5 gouttes de lavande diluées dans quelques gouttes d'huile végétale le long des avant-bras.

Un bain relaxant

Stress, anxiété, déprime, insomnie… mais aussi courbatures, douleurs menstruelles, hypertension, dermatose, rhume, bronchite… autant de raisons de vous faire couler un bain parfumé à la lavande qui soulage les douleurs, renforce le système immunitaire et apporte détente et apaisement.
Mettez un peu de shampoing dans le creux de votre main et mélangez-y 12 gouttes d'huile essentielle de lavande vraie, puis dispersez le mélange dans l'eau chaude, juste avant d'y rentrer.

Un massage pour le soir

Un massage à l'huile relaxante de lavande en fin de journée ou en période de stress a une action apaisante et favorise l'harmonie entre le corps et l'esprit.
Mettez 50 gouttes d'huile essentielle de lavande dans un flacon de 30 ml et complétez avec de la cire de jojoba. Peu gras, ce

mélange permet d'aller se blottir tout de suite sous la couette pour un sommeil calme et réparateur.

Olfactothérapie

Protectrice et bienveillante, la lavande lave les plaies émotionnelles afin de purifier un passé douloureux et de faire disparaître une culpabilité qui empêche de transformer l'expérience afin d'ouvrir la porte à d'autres possibles.
Elle permet de se pardonner à soi de ne pas avoir dit ou fait. Elle accompagne sur le chemin vers la paix en soi afin d'évoluer.

Et si je n'ai pas de lavande vraie ?

Il existe deux huiles aux compositions assez proches de la lavande vraie : le petit grain bigaradier (*Citrus aurantium*), issu de la distillation des feuilles et jeunes fruits de l'oranger amer, et la sauge sclarée (*Salvia sclarea*), à ne pas utiliser chez les enfants et les femmes enceintes et allaitantes. On peut utiliser ces 2 huiles essentielles dans toutes les indications décrites ci-dessus.

Litsée

Litsea cubeba ou Litsea citrata

- Une anti-inflammatoire puissante
- Une grande antifongique
- L'huile de la bonne humeur

De la famille des lauracées, on trouve aussi la litsée sous les noms de verveine du Yunnan, verveine des Indes, verveine

exotique, verveine tropicale, verveine citronnée… et pourtant ce n'est pas une verveine et il ne faut pas la confondre avec la verveine odorante. Pour s'y retrouver, une seule méthode : vérifiez le nom botanique en latin.
Les fruits de cet arbre originaire de l'Asie du Sud-Est sont consommés comme les fruits du poivrier et ce sont eux que l'on distille pour obtenir une huile essentielle fortement citronnée.
Son prix varie généralement entre 4 et 9 € pour 10 ml.

Propriétés

- Anti-inflammatoire puissante
- Antalgique
- Antivirale, bactéricide et antifongique
- Insectifuge et antiparasitaire
- Antispasmodique
- Relaxante musculaire
- Hypotensive
- Vasodilatatrice
- Calmante et sédative du système nerveux, anxiolytique
- Propriétés anticancéreuses à l'étude

Composition

- Aldéhydes terpéniques (65/85 %) : géranial (35/45 %), néral (25/35 %), citronellal
- Monoterpènes (10/20 %) : limonène (10/15 %), myrcène, α-pinène…
- Monoterpénols (10 %) : α-terpinéol (7/10 %), géraniol, linalol
- Sesquiterpènes : β-caryophyllène

Précautions d'utilisation et toxicité

La litsée ne présente pas de toxicité à dose physiologique, mais elle est fortement irritante pour la peau et peut provoquer des dermites de contact si elle est oxydée. Il faut soigneusement la diluer.
À éviter par voie cutanée avant 3 ans et durant les 3 premiers mois de la grossesse, sauf en olfaction.
Ne pas la diffuser seule mais l'inclure de préférence dans un mélange car elle peut être irritante pour la muqueuse respiratoire.

Utilisations

Anti-inflammatoire puissante, antalgique et antispasmodique, cette huile essentielle est particulièrement appréciée pour calmer toutes les douleurs musculo-articulaires.

Allergie aux pollens (rhinite, éternuements, asthme...)

Anti-inflammatoire et sédative, la litsée apaise les réactions disproportionnées du système immunitaire.
Pour assainir la chambre d'une personne allergique, diffusez de la litsée citronnée durant 30 minutes sans personne dans la pièce, porte et fenêtres fermées. Puis aérez longuement la pièce, changez la literie et passez soigneusement l'aspirateur.
Dans un flacon de 20 ml, mettez 50 gouttes d'huile essentielle de litsée pour les adultes (ou 20 gouttes pour les enfants à partir de 6 ans) et complétez avec une huile végétale de nigelle. Faites pénétrer 5 à 10 gouttes du mélange sur les avant-bras plusieurs fois par jour en période de crise ou 1 fois par jour en prévention de la période à risque.

Blessures musculo-ostéo-articulaires : tendinites, fractures, foulures...

Pour une huile de massage anti-inflammatoire et antalgique : mettez 200 gouttes de litsée et 10 ml d'huile végétale de calophylle dans un flacon de 50 ml puis complétez avec un macérat huileux de millepertuis. Massez les zones douloureuses plusieurs fois par jour.
Cataplasme d'argile aromatique : dans un bol, mélangez 5 ml d'huile végétale de calophylle et 20 gouttes de litsée. Ajoutez de l'argile verte en poudre et mélangez bien, puis délayez petit à petit avec de l'eau jusqu'à obtenir une consistance pâteuse. Tartinez cette pâte sur une gaze que vous placez sur la zone douloureuse. Entourez la gaze avec du film de cuisine pour garder l'humidité. Gardez-le pendant 1 à 3 heures et renouvelez chaque jour.

Cellulite

L'huile essentielle de litsée calme la douleur inflammatoire de la cellulite et stimule le déstockage des graisses accumulées.
Dans un flacon de 100 ml, mettez 10 ml de litsée, 20 ml d'huile végétale de calophylle et complétez jusqu'en haut avec de la cire de jojoba pour ne pas que ça soit trop gras.
Massez vigoureusement et longuement les zones capitonnées. Je vous préviens : ça sent fort !

Courbatures

Anti-inflammatoire et vasodilatatrice, l'huile essentielle de litsée relâche les tensions musculaires et stimule l'élimination de l'acide lactique. Que ce soit en prévention après l'effort ou pour calmer les douleurs, massez les muscles sollicités avec 5 gouttes de litsée diluées dans le creux de votre main avec un macérat huileux d'arnica ou de millepertuis.

Douleurs articulaires et musculaires chroniques : rhumatismes, arthrose, arthrite, fibromyalgie...

Dans un flacon de 100 ml, mettez 10 ml (ou 250 gouttes) d'huile essentielle de litsée et complétez avec un macérat huileux de millepertuis ou d'arnica. Massez les zones douloureuses 1 à 2 fois par jour.
Un bain pour calmer les douleurs et permettre le sommeil : mélangez 8 gouttes de litsée avec du savon liquide dans le creux de votre main et diluez-les dans l'eau.

Eczéma inflammatoire, urticaire, mycoses cutanées

Préparez-vous un baume dans un pot de 100 ml. Pour cela, faites fondre au bain-marie à feu très doux 85 g de beurre de karité. Lorsque celui-ci est liquide, retirez-le du feu et ajoutez-y 20 ml d'huile végétale de nigelle et 75 gouttes d'huile essentielle de litsée.
Mélangez bien et laissez figer. Appliquez sur les zones concernées 1 à 2 fois par jour et faites pénétrer doucement.
Pour aller plus vite : mettez 1 goutte de litsée dans le creux de votre main avec du gel d'aloe vera ou une huile végétale de nigelle et appliquez sur les zones concernées.

Extinction de voix

Même si la meilleure solution serait de laisser votre voix au repos en gardant votre gorge au chaud, vous pouvez mettre 1 goutte de litsée dans une cuillère à café de miel. Laissez le miel fondre dans la bouche puis gargarisez-vous le fond de la gorge le plus longtemps possible avant d'avaler. À faire 3 fois par jour jusqu'à amélioration.

Insomnie nerveuse, agitation, stress, hypertension artérielle

- Diffusez de la litsée dans la pièce 5 minutes avant d'aller vous coucher ou dans la journée toutes les demi-heures. Et pensez à respirer avec votre diaphragme !
- Ou mettez une goutte sur un mouchoir et respirez profondément sur 4 temps d'inspir suivis de 7 temps d'expir.
- Et/ou diluez 10 gouttes de litsée dans un flacon de 10 ml d'huile végétale de jojoba et massez régulièrement l'intérieur de vos poignets avec 2 gouttes de ce mélange.
- Vous pouvez aussi prendre un bain avec 5 gouttes de litsée diluées dans un savon liquide puis incorporées dans une eau pas trop chaude.

Moustiques

La litsée repousse les moustiques. Vous pouvez la diffuser ou bien préparer une huile anti-moustique pour la peau en mélangeant dans un flacon pompe de 100 ml 70 gouttes de litsée et de la cire de jojoba. Ce mélange peut être appliqué sur les enfants dès 3 ans.

Pellicules, pityriasis (infection fongique du cuir chevelu)

Mettez 250 gouttes (environ 5 ml) d'huile essentielle de litsée dans une bouteille de 250 ml de shampoing. Bien secouer avant chaque utilisation. Laissez poser quelques minutes avant de rincer.

Stress, surmenage, anxiété, déprime

L'huile essentielle de litsée est relaxante et anxiolytique.
Diffusez de l'huile essentielle de litsée citronnée durant quelques minutes toutes les demi-heures ou respirez directement un mouchoir sur lequel vous mettez une goutte.

Tisane contre le stress, les insomnies, le mal de gorge, les maux d'estomac

Préparez-vous une infusion de feuilles de verveine dans laquelle vous pouvez ajouter 1 cuillère à café de miel et 1 goutte de litsée. Comme les huiles essentielles ne se mélangent pas à l'eau, remuez votre tisane avec une cuillère à chaque gorgée. En cas de mal de gorge, tâchez de garder le liquide non brûlant un instant au contact du fond de la gorge.

Olfactothérapie

La litsée allège la fatigue mentale et empêche de se laisser aller à la morosité et à la déprime. Elle redonne de la joie et du courage et aide à se rouvrir au monde extérieur. Diffusée durant une réunion, elle apporte joie et convivialité.

Et si je n'ai pas de litsée ?

On peut très facilement substituer la litsée par du lemongrass (*Cymbopogon flexuosus*), de l'eucalyptus staigeriana ou encore de l'eucalyptus citronné (*Corymbia citriodora*) dans les indications données ci-dessus.

Matricaire

Matricaria recutita

· Une grande antiallergique, cutanée comme respiratoire
· Lève les spasmes
· Régule le système neurovégétatif

De la famille des astéracées, on la nomme aussi camomille allemande ou camomille matricaire. Matricaire vient du mot latin *matrix* qui signifie femme car on l'utilisait beaucoup pour soulager les douleurs menstruelles ou liées à l'accouchement.
Originaire d'Europe centrale, cette herbacée annuelle pousse facilement sur quasiment tous les terrains ou le long des chemins. On la reconnaît à son cœur jaune fortement bombé et ses fleurs blanches qui l'entourent.
Fortement aromatique, elle fleurit de mai à novembre et on la récolte en général en mars pour la distiller. Son huile essentielle est d'une jolie couleur bleu-vert, caractéristique des huiles essentielles qui contiennent du chamazulène.
Il ne faut pas la confondre avec la camomille noble ou romaine (*Chamaemelum nobile*), la camomille sauvage (*Ormenis multicaulis*), ou encore avec la camomille du Maroc ou tanaisie annuelle (*Tanacetum annuum*), toutes trois de genre différent et aux propriétés différentes.
Il faut jusqu'à 5 kg de plante pour obtenir 10 ml d'huile essentielle, d'où son prix élevé, entre 25 et 40 € les 10 ml.

Propriétés

· Anti-inflammatoire
· Antiallergique

- Antiprurigineuse
- Spasmolytique
- Régulatrice du système neurovégétatif
- Cicatrisante
- Antalgique
- Antivirale (herpès), bactéricide (helicobacter pylori)
- Antiparasitaire

Composition

Environ 30 composés différents
- Oxydes sesquiterpéniques (15/35 %) : bisabolols, chamazulène (5 %)
- Sesquiterpènes (30/60 %) : β-farnésène (40/55 %), α-farnésène (6/15 %),
- Sesquiterpénols (8/10 %)
- Éthers (5 %)
- Monoterpènes, lactones sesquiterpéniques, coumarines

Précautions d'utilisation et toxicité

L'huile essentielle de matricaire ne présente pas de toxicité aux doses indiquées ici, mais il est nécessaire de ne pas les dépasser, et de faire un test cutané en cas d'allergie aux pollens de fleurs. À éviter pendant la grossesse sauf pour une utilisation ponctuelle et chez les enfants avant 3 ans.

Utilisations

Anti-inflammatoire, antiallergique, cicatrisante et antiprurigineuse, cette huile essentielle est particulièrement appréciée dans toutes les pathologies allergiques contre lesquelles elle n'a pas son pareil.

Idée cosmétique

Un sérum anti-âge

Dans un flacon de 20 ml, mettez 7 gouttes d'huile essentielle de matricaire et complétez avec une huile végétale de rose musquée. Appliquez 2 gouttes du mélange le matin sur une peau nettoyée.

Allergie aux pollens et poussières (rhinite, éternuements, asthme...)

Dans un flacon de 20 ml, mettez 50 gouttes d'huile essentielle de matricaire pour les adultes (ou 15 gouttes pour les enfants à partir de 3 ans) et complétez avec une huile végétale de nigelle. Faites pénétrer une dizaine de gouttes sur les avant-bras plusieurs fois par jour en période de crise ou 1 fois par jour en prévention de la période à risque.
Vous pouvez aussi mettre une trace entre la langue et le palais pendant quelques minutes 1 à 5 fois par jour (uniquement à partir de 15 ans) pour calmer les crises.

Crampes, douleurs articulaires et musculaires

Dans un flacon de 50 ml, mettez 100 gouttes de matricaire et complétez avec un macérat huileux de millepertuis. Massez les zones douloureuses 1 à 2 fois par jour.
Vous pouvez aussi profiter d'un bain réparateur : mélangez dans le creux de votre main 5 gouttes de matricaire avec un peu de savon liquide et diluez le mélange dans l'eau.

Eczéma inflammatoire, psoriasis, urticaire, démangeaisons

Préparez-vous un baume dans un pot de 100 ml. Pour cela, faites fondre au bain-marie à feu très doux 85 g de beurre de karité. Lorsque celui-ci est liquide, retirez-le du feu et ajoutez-y 20 ml d'huile végétale de calophylle et 75 gouttes d'huile essentielle de matricaire.
Mélangez bien et laissez figer. Appliquez sur les zones concernées 1 à 2 fois par jour et faites pénétrer doucement.

Insomnie nerveuse, agitation

Mettez une goutte sur un mouchoir et respirez avec le diaphragme sur 4 temps d'inspir suivis de 7 temps d'expir.

Piqûres d'insecte

Appliquez une trace d'huile essentielle sur la piqûre. Renouvelez l'application aussi souvent que nécessaire.

Stress, surmenage

Quand le besoin se fait sentir, appliquez une goutte de matricaire sur l'intérieur des poignets et frottez-les l'un contre l'autre, puis respirez vos poignets.

Tisane contre le stress, les insomnies ou le mal de gorge

Préparez-vous une infusion de camomille (plante sèche) dans laquelle vous pouvez ajouter une cuillère à café de miel et une goutte de matricaire. Comme les huiles essentielles ne se mélangent pas à l'eau, remuez la tisane avec une cuillère à chaque gorgée. En cas de mal de gorge, tâchez de garder le liquide non brûlant un instant au contact avec le fond de la gorge.

Olfactothérapie

Elle aide les perfectionnistes qui s'épuisent à prendre le temps de la réflexion en favorisant la prise de recul et le lâcher-prise. Elle amène de la mesure aux personnes qui réagissent de manière explosive, qui sont impatientes, irritables, et calme les cauchemars qui troublent leur sommeil.

Et si je n'ai pas de camomille matricaire ?

La matricaire fabrique une essence unique et particulière, elle est irremplaçable dans l'ensemble de ces indications, à moins d'utiliser plusieurs huiles essentielles.

Menthe poivrée

Mentha x piperita

- Calme les douleurs physiques comme psychiques
- Calme les nausées
- Éclaircit les idées et aide à la concentration

De la famille des lamiacées, on la nomme aussi menthe anglaise, menthe de Hongrie, menthe sauvage, sentebon, herbe de la sagesse, herbe de mort…
Son nom proviendrait du nom de la nymphe grecque Minthe qui a donné en latin mens : « mental, esprit ».

La menthe poivrée est le résultat d'une hybridation entre la menthe aquatique et la menthe verte. Dotée de feuilles et de tiges vert foncé, plus ou moins nuancées de brun-rouge. On trouve de la menthe poivrée sous tous les climats océaniques tempérés. C'est juste avant la floraison que son taux d'essence est le plus élevé. Elle se ramasse sur plusieurs mois, en général de mars à octobre. La distillation d'un kilo de feuilles fraîches dure en moyenne 1 heure à 1 h 30 et donne environ 10 ml d'huile essentielle qui se cristallise sous forme de paillettes en cas de froid. On la trouve entre 5 et 10 € les 10 ml.

Propriétés

- Antalgique
- Antispasmodique intestinale et respiratoire
- Anti-inflammatoire digestive et respiratoire
- Antiprurigineuse
- Antivirale, bactéricide, antifongique modérée, antiparasitaire
- Immunostimulante
- Stimule les fonctions hépatiques
- Protectrice gastrique
- Rafraîchissante
- Astringente et vasoconstrictrice
- Cicatrisante
- Antitussive par inhalation
- Tonique générale et nerveuse

Composition

Environ 220 types de molécules différentes

- Monoterpénols : menthol (30/55 %), isomenthol…
- Cétones monoterpéniques : menthone (10/40 %) et isomenthone, pulégone (< 2 %), pipéritone

- Esters : acétate de menthyle (5/20 %)
- Oxyde (5/10 %) : 1,8 cinéole (4/7 %), menthofurane (< 2%)
- Mono et sesquiterpènes : > 5 %

Précautions d'utilisation et toxicité

À partir de 3 ans et après les 3 premiers mois de la grossesse, on peut l'utiliser par voie respiratoire ou par la cutanée de manière uniquement ponctuelle et très localisée.

Pas d'utilisation avant 7 ans en inhalation car elle peut provoquer un spasme respiratoire et pendant l'allaitement car elle peut ralentir la lactation.

Le menthol déclenche les récepteurs sensibles au froid de la peau, ce qui donne une sensation intense de refroidissement. Ne jamais utiliser dans le bain ou sur une surface étendue.

On sait maintenant que la menthe poivrée n'a ni toxicité hépatique ni neurologique à doses thérapeutiques telles qu'elles sont indiquées ici.

Il convient cependant de ne pas l'utiliser en cas de pathologies hépatiques et biliaires, et en cas de calculs biliaires.

Ne pas remplacer la menthe poivrée par la menthe verte, la menthe des champs, la menthe pouliot, la menthe citronnée ou bergamote, la menthe nanah…

Idée cosmétique

Vous pouvez inclure l'huile essentielle de menthe poivrée jusqu'à 1 % dans votre lait pour le corps pour un effet frais et circulatoire et à 0,5 % dans votre crème pour le visage pour un effet tonique, cicatrisant et astringent. Ne vous trompez pas dans les calculs !

Utilisations

L'hydrolat de menthe poivrée

Remplissez votre bac à glaçons à 50 % d'eau et 50 % d'hydrolat de menthe pour des cocktails rafraîchissants durant la période chaude.
Remplissez un vaporisateur que vous placerez au frigo, l'été, afin de vous rafraîchir. Si vous n'avez pas d'hydrolat, vous pouvez aussi mettre 15 gouttes d'huile essentielle avec de l'eau dans un vaporisateur de 100 ml pour le même objectif. Attention aux yeux !

Brûlures

Mettre immédiatement la zone brûlée sous un jet d'eau très froide durant au moins 10 minutes puis appliquez 1 goutte de menthe poivrée avec un peu de beurre de karité régulièrement jusqu'à atténuation de la douleur.

Choc émotionnel

Après une mauvaise nouvelle ou une grande frayeur, précipitez-vous sur la menthe poivrée, pour la respirer de manière la plus lente possible, en en mettant par exemple une goutte sur un mouchoir, ou directement au flacon.

Concentration

La menthe, comme son nom l'indique, est la grande huile essentielle du mental. Elle stimule le travail intellectuel, stoppe le trac, permet de rassembler ses idées et de se fixer un objectif. Lorsque vous avez besoin de retrouver une concentration optimale, mettez une goutte sur un mouchoir et respirez !

Coups, blessures

On a souvent le réflexe d'appliquer de l'huile essentielle d'hélichryse italienne après un coup. Tant que l'hématome n'est pas formé, la menthe poivrée sera bien plus efficace car elle est nettement plus antalgique et, si elle est mise suffisamment rapidement après le choc, évitera la formation d'un hématome. Ayez pour réflexe d'appliquer immédiatement une goutte d'huile essentielle de menthe poivrée à l'endroit même du coup, même chez un enfant (en prenant garde qu'il n'y touche pas). Attention à la quantité que vous mettez et à l'étendue de la zone. Une trace sur le tibia ce n'est pas 10 gouttes sur toute une jambe ! Et ensuite : lavez-vous les mains !

Endormissement

Nos grands-mères préparaient avant de se coucher une infusion de feuilles de menthe. En effet, l'action de la menthe sur le foie qui travaille en début de nuit permet de mieux dormir. Si vous n'avez pas de feuilles de menthe à infuser, préparez tout simplement une eau chaude dans laquelle vous ajoutez une toute petite goutte d'huile essentielle de menthe poivrée et une cuillère à café de miel. Remuez bien la tisane à l'aide d'une cuillère avant chaque gorgée car l'huile essentielle ne se mélange pas à l'eau.

Et lorsque, au coucher, le cerveau en ébullition ressasse et ressasse encore, une trace de menthe poivrée au milieu du front permet de stopper le mental pour enfin lâcher prise, se relaxer et s'endormir.

Fatigue physique et psychique

Vous êtes surmené, vous manquez de tonus et de courage, vous avez du mal à lâcher prise. Mettez un flacon d'huile essentielle de menthe dans votre poche ou votre sac à main pour pouvoir la respirer à chaque fois que vous en ressentez le besoin, sur un mouchoir ou directement au flacon.

Herpès labial

Mettez une trace sur le bouton, plusieurs fois par jour.

Jambes lourdes : mauvais retour veineux et œdème

Vos jambes sont pesantes : ça ne circule plus, ça gonfle, ça chauffe…
Mettez dans le creux de votre main une noix de gel d'aloe vera et 2 gouttes d'huile essentielle de menthe poivrée. Massez ensuite vos jambes, des chevilles jusqu'en haut des cuisses jusqu'à absorption complète 1 à 3 fois par jour.
Effet rafraîchissant garanti !

Pensez également à respirer avec votre diaphragme, à pratiquer un minimum d'activité physique, à surélever vos jambes de temps à temps et à perdre définitivement l'habitude de les croiser… sinon la menthe ne suffira pas !

Long voyage

Vous êtes parti pour conduire de longues heures ? La menthe stimule l'attention et retient la fatigue. Évidemment, il est d'abord conseillé de vous arrêter régulièrement pour respirer et faire quelques pas !
Ensuite, vous pouvez laisser tomber une goutte d'huile essentielle de menthe poivrée sur le tapis de sol de votre voiture ou bien imprégner un mouchoir que vous coincez dans la grille de ventilation.

Mal des transports, nausées (et mauvaise haleine)

Au cours d'un voyage, quand la nausée monte, passez le doigt dans le bouchon d'huile essentielle pour n'en prélever qu'une trace, et sucez-le. Gardez et promenez votre salive mentholée en bouche durant une trentaine de secondes avant de l'avaler.

Pour les enfants à partir de 8 ans, mettez une goutte sur un mouchoir à respirer.

Attention, si votre estomac est encore plein, il est possible que la menthe poivrée vous aide à le vider de manière assez spontanée. Pensez à garder une poche à portée de main !

Maux de tête

Massez doucement les tempes (loin des yeux) et la base de la nuque avec une goutte d'huile essentielle diluée dans quelques gouttes d'huile végétale de jojoba, faites très attention à ne pas en mettre dans ou trop près des yeux.

Nez bouché

Le menthol vient à bout de tous les nez bouchés. Il suffit pour cela de passer le doigt dans le bouchon puis de placer le doigt contre le palais. Ne pas proposer avant 8 ans.

Vous pouvez aussi en déposer une goutte sur un mouchoir à respirer.

Sinusite

Massez les sinus de l'extérieur vers l'intérieur du visage avec une trace de menthe poivrée et une goutte d'huile végétale. Attention : pas trop près des yeux !

Troubles digestifs : nausées, spasmes abdominaux, constipation

La menthe poivrée est antispasmodique et stimule l'activité et la régénération des cellules du foie, ce qui en fait une solution de choix lors des nausées, des difficultés à digérer, un transit difficile…

Passez le doigt dans le bouchon pour n'en prélever vraiment qu'une trace et mettez-le dans votre bouche. Gardez et promenez votre salive mentholée en bouche durant une trentaine de secondes avant de l'avaler. À renouveler si besoin plusieurs fois dans la journée.

Turista et gastro-entérites

Diarrhées abondantes et nombreuses, douleurs abdominales, parfois de la fièvre et des vomissements, tels peuvent être les bonheurs du voyage. Si vous avez du charbon activé, commencez par en prendre 3 gélules après chaque selle liquide ou crise de vomissement.

Prenez également une trace de menthe poivrée dans la bouche plusieurs fois par jour, et massez régulièrement votre ventre avec 1 goutte d'huile essentielle de menthe poivrée diluée dans une cuillère à soupe d'huile végétale, ou une quelconque crème pour le corps que vous avez sous la main. Et n'oubliez pas de boire de l'eau régulièrement et manger peu, voire idéalement pas du tout.

Urticaire, eczéma inflammatoire

L'huile essentielle de menthe poivrée est antalgique, anti-inflammatoire et antiprurigineuse. Préparez un flacon de 10 ml avec 10 gouttes de menthe poivrée et complétez avec de l'huile végétale de nigelle. Appliquez sur les zones douloureuses.

Roll-on de premier secours

Préparez un roll-on de 2 ml avec 30 gouttes d'huile essentielle de menthe poivrée et d'huile végétale de nigelle.

Utilisation dès 3 ans (sous surveillance) pour :

- Piqûres d'insectes
- Égratignures
- Brûlures au 1er degré (après avoir passé minimum 5 minutes sous l'eau froide courante)
- Herpès labial
- Prurit
- Zona

Mode d'emploi : appliquez régulièrement sur la zone concernée.

Olfactothérapie

La menthe poivrée renforce le mental et la capacité de concentration pour retrouver des pensées claires. Elle aide à trier ses priorités pour entrer dans l'action avec lucidité et efficacité. Elle pousse à aller à l'essentiel et ouvre à la compréhension de l'autre pour établir une communication saine et *épanouissante*.

Myrte rouge

Myrtus communis myrtenylacetatiferum

- Une huile anti-infectieuse et respiratoire pour toute la famille
- Aide à l'endormissement

De la famille des myrtacées, on la nomme aussi herbe du lapin, moret, brimbelle, raisin-des-bois, abrêtier…

Son nom proviendrait d'un radical grec qui signifie parfum et son nom est du genre masculin même si à l'usage on utilise souvent le féminin.

Cet arbrisseau aux petites fleurs blanches et parfumées pousse dans les maquis secs et ensoleillés du bassin méditerranéen. Le myrte commun est dit vert quand il produit beaucoup de cinéole et des monoterpènes (on le trouve plutôt en Corse) et rouge lorsqu'il pousse en Afrique du Nord et qu'il produit des esters.

On coupe les rameaux feuillus de mai à septembre et la distillation d'un kilo permet d'obtenir environ 3 ml seulement d'huile essentielle.

On la trouve entre 5 et 10 € les 10 ml.

Propriétés

· Antivirale, bactéricide, antifongique
· Immunostimulante
· Décongestionnante respiratoire
· Mucolytique et expectorante
· Contrôle l'inflammation des bronches
· Antispasmodique

Composition

Environ 120 molécules différentes

· Monoterpènes (25/35 %) : α-pinène (20/25 %), limonène (5/10 %)
· Oxydes : 1,8 cinéole (20/30 %)
· Esters (20 %) : acétates de myrténye et de géranyle…
· Monoterpénols (5/15 %) : α-terpinéol (5/7 %), linalol (5 %)

· Oxyde (5/7 %) : 1,8 cinéole
· Sesquiterpènes…

Précautions d'utilisation et toxicité

Très bien tolérée, elle ne présente pas de toxicité à doses thérapeutiques.
On l'utilise avec précaution chez les bébés et seulement par voie cutanée.
On l'évite pendant les 3 premiers mois de la grossesse, excepté en olfaction.
En cas de toux sèche spasmodique : pas d'inhalation, seulement en application sur le dos ou sous la plante des pieds.

À ne pas remplacer par le myrte commun à cinéole dit « vert » ou avec le myrte citronné, d'une autre espèce.

Attention avant 6/8 ans aux huiles essentielles qui contiennent du 1,8 cinéole (ravintsara, niaouli, eucalyptus radiata ou globulus…) : le cinéole peut provoquer un spasme respiratoire. On évite donc ces huiles essentielles en inhalation ou en diffusion chez les enfants. On peut les appliquer par voie cutanée, de préférence sous les pieds ou le haut du dos, jamais sur la poitrine.

Utilisations

ATTENTION

Ne pas utiliser en diffusion ou en inhalation en cas de toux sèche car le 1,8 cinéole assèche. Les huiles essentielles contenant du cinéole sont efficaces sur les toux productives seulement.

Arrêter de fumer

Le myrte rouge ne le fera pas à votre place mais il peut vous soutenir dans vos efforts : chaque fois que le besoin d'une cigarette se fait sentir, aspirez fortement avec la bouche au-dessus du bouchon de myrte que vous emprisonnez dans vos paumes.

Assainir des locaux en période infectieuse

Lorsque vous partagez un lieu avec du monde et que certains commencent à être malades ou tendus nerveusement, diffusez du myrte dans l'atmosphère. À vous de convaincre votre patron et vos collègues des avantages que tout le monde pourrait en tirer.

Douleurs musculaires : courbatures, contractures...

Mettez 10 gouttes de myrte dans le creux de votre main avec 1 bonne cuillère à soupe d'huile végétale de nigelle et massez longuement les zones douloureuses.

Infections ORL : du p'tit rhume à la grosse grippe

L'huile essentielle de myrte rouge est antivirale, immunostimulante, mucolytique et expectorante, antispasmodique, anti-inflammatoire bronchique, bref elle a toute sa place dès qu'il faut se défendre contre un virus, et ceci dès les premiers mois de la vie.

En prévention et pour se protéger d'un environnement « à risques », appliquez une goutte tous les matins sur l'intérieur des poignets et frottez-les l'un contre l'autre. Vous pouvez également diffuser du myrte dans la pièce, quelques minutes toutes les heures.

Dès que le nez chatouille et que l'on sent le virus s'installer comme chez lui, dissuadez-le aussitôt en appliquant 1 goutte sur les poignets toutes les heures (pour les enfants à partir de 3 mois, préférez l'appliquer plutôt dans le haut du dos, de part et d'autre de la colonne vertébrale ou sous la plante des pieds).
Lorsque votre nez est bouché, respirez un mouchoir sur lequel vous aurez fait couler une goutte de myrte (pas avant 6 ans à cause du cinéole).
Et si malgré tout vous vous retrouvez terrassé, c'est 10 gouttes toutes les heures que vous allez faire absorber par votre peau (poignets et dos, poitrine si vous êtes seul), et diffuser dans l'atmosphère à raison de 5 minutes toutes les heures. Pour les enfants, faites pénétrer 1 goutte par année d'âge toutes les heures (jusqu'à 10 gouttes maximum).

Otite

Attention, il est hors de question de mettre de l'huile essentielle à l'intérieur de l'oreille, quelle qu'elle soit !

En revanche, en massage derrière le pavillon, l'huile essentielle de myrte calme l'inflammation et soulage la douleur. Mettez une goutte d'huile essentielle pour une goutte d'huile végétale, et répétez l'application toutes les 15 minutes.
Vous obtiendrez aussi un soulagement en posant une poche de glace enveloppée dans un linge sur l'oreille et en maintenant simultanément une bouillotte chaude sur le ventre. Il s'agit de thermothérapie différentielle.
Mettez-vous également à la diète pour distribuer plus d'énergie disponible au système immunitaire et prenez un probiotique dosé au minimum à 10 milliards de bactéries.

Stress et sommeil

L'huile essentielle de myrte rouge libère une respiration spasmée par le stress, rééquilibre le système nerveux et relaxe afin de permettre l'endormissement.
Diffusez du myrte rouge dans la pièce pendant quelques minutes à chaque fois que le besoin se fait sentir ou 15 minutes avant de dormir.

Troubles circulatoires : jambes lourdes et gonflées, pieds froids, varicosités...

Le myrte rouge se met en quatre pour vos jambes : décongestion veineuse et lymphatique, tonifiante, relaxante.
Glissez 300 gouttes de myrte dans un flacon de 100 ml, puis 20 ml d'huile végétale de calophylle inophyle et complétez avec de la cire de jojoba.
Massez quotidiennement vos jambes, des chevilles aux cuisses.

Voyages

Les qualités à la fois immunostimulantes, antivirales et antispasmodiques du myrte rouge en font un allié de choix dans vos voyages vers les pays chauds pour soutenir votre système immunitaire face aux virus qu'il connaît moins bien et pour soulager tout autant une infection respiratoire que des spasmes digestifs.
En prévention, appliquez sous la plante des pieds ou sur les poignets 5 gouttes de myrte rouge 1 à 3 fois par jour. Et si vous tombez malade, préparez un flacon de 30 ml avec 30 % de myrte rouge et 70 % de cire de jojoba et faites pénétrer 10 gouttes sur les avants bras toutes 30 minutes.

Un massage relaxant

Un massage à l'huile essentielle de myrte rouge relaxe et apaise les douleurs dues aux tensions musculaires, débouche le nez, relance la circulation sanguine, stimule les défenses naturelles de l'organisme, remonte les états de fatigue physique et psychique, bref relance la machine ! Mélangez-la avec une huile végétale de germe de blé dans une dilution à 5 %, soit environ 80 gouttes dans un flacon de 50 ml d'huile végétale.

Un bain antigrippe pour les adultes

Quand vous vous sentez fébrile et que le nez commence à picoter, plongez-vous dans un bon bain chaud dans lequel vous aurez dispersé 10 gouttes de myrte rouge, mélangées préalablement avec un peu de shampoing. Restez-y une dizaine de minutes, en augmentant progressivement la température de 2 ou 3 °C (maximum 40 °C). Puis sortez du bain et allez-vous blottir sous plusieurs édredons pour bien transpirer et aider votre organisme à chasser le virus qui cherche à s'y reproduire.

Olfactothérapie

Le myrte rouge permet de déceler en soi de manière juste les émotions non exprimées et de les reconnaître comme l'expression de nos besoins non satisfaits. Il permet d'identifier les frustrations qui fabriquent des non-dits afin de pouvoir ensuite se libérer par la parole.

Tea tree

Melaleuca alternifolia

· Une huile panacée, que ne peut-elle faire ?

De la famille des myrtacées, le tea tree n'a rien d'un théier. Il se trouve que ses feuilles infusées dans de l'eau chaude s'en rapprochaient suffisamment pour que cela dépanne les armées anglaises qui investissaient l'Australie à la fin du XVIIIe siècle. D'ailleurs de très nombreux arbres ont été nommés tea tree.

Celui qui nous intéresse est le melaleuque à feuilles alternes. Cet arbre de 4 à 8 m de haut aime les climats subtropicaux et les sols argileux et sablonneux des marécages et des cours d'eau. La distillation de ses feuilles pointues et persistantes fournit une huile essentielle, qui est depuis 1920 l'huile la plus étudiée scientifiquement.

On la trouve entre 3 et 6 € pour 10 ml.

Propriétés

- Anti-infectieuse majeure : bactéricide puissante, antivirale, antifongique et antiparasitaire
- Puissante stimulante immunitaire
- Anti-inflammatoire
- Antihistaminique cutanée
- Antioxydante
- Radioprotectrice
- Tonique cardiaque et neurologique
- Analgésique
- Décongestionnante veineuse et phlébotonique
- Spasmogène sur le diaphragme et l'utérus

- Accélère la cicatrisation de la peau
- Antitumorale en cours d'évaluation

Composition

Environ 55 types de molécules différentes

- Monoterpénols (45/50 %) : terpinéol-4 (25/45 %)
- Monoterpènes (30/45 %) : gamma-terpinène, α-terpinène, α-pinène…
- Sesquiterpènes (5 %)
- Sesquiterpénols, oxydes

Précautions d'utilisation et toxicité

L'huile essentielle de tea tree est en général bien tolérée et elle n'est pas toxique à dose physiologique. Mais fragile à l'oxydation, elle vieillit rapidement et devient alors irritante pour la peau.

On peut l'utiliser dès 12 mois chez l'enfant à des doses adaptées et bien diluées mais on l'évite pendant la grossesse car elle est utérotonique.

Idée cosméto

Dentifrice assainissant en poudre

Dans un pot de 50 ml, mettez 20 g d'argile blanche surfine, 8 g de xylitol, 1 pincée de sel fin et 30 gouttes de tea tree (et pourquoi pas 5 gouttes de menthe poivrée pour la fraîcheur). Secouez vivement jusqu'à parfaite absorption du tea tree dans la poudre.

Utilisations

Acné

Préparez un flacon de 10 ml avec 5 gouttes de tea tree et de l'huile végétale de nigelle. Appliquez quelques gouttes du mélange sur l'ensemble du visage le matin. Le soir, ne l'appliquez que sur les boutons exclusivement afin de laisser respirer la peau du visage pendant la nuit.

Affections buccales : gingivite, parodontose, aphtes, mycoses...

Mettez une petite cuillère à café de beurre de coco dans la bouche et ajoutez-y 3 gouttes de tea tree. Laissez fondre le coco puis faites circuler le mélange dans tous les sens pendant 5 à 10 minutes tous les jours. Crachez l'huile et rincez-vous la bouche à l'eau tiède. Ne vous brossez pas les dents tout de suite après, mais vous pouvez manger. Si vous trouvez le goût mauvais, ajoutez 1 goutte de menthe poivrée ou 1 goutte de citron au mélange.
En plus de soulager les infections, ce mélange réduit la plaque dentaire, rééquilibre votre flore buccale et blanchit vos dents.
Si votre mauvaise haleine perdure, allez donc voir un naturopathe ou un nutrithérapeute qui vous expliquera comment rééquilibrer votre système digestif.

Assainir des locaux en période infectieuse

Lorsque vous partagez un lieu avec du monde et que certains commencent à renifler, diffusez du tea tree dans la pièce. À vous de convaincre votre entourage des avantages que tout le monde pourra en tirer.

Eczéma, eczéma de contact, mycoses cutanées

Préparez un baume dans un pot de 50 ml. Pour cela, faites fondre au bain-marie à feu doux 42 g de beurre de karité. Lorsque celui-ci est liquide, retirez-le du feu et ajoutez-y 10 ml d'huile végétale de calophylle et 80 gouttes d'huile essentielle de tea tree.

Mélangez bien, mettez le mélange dans le pot, et laissez figer. Appliquez sur les zones concernées 1 à 2 fois par jour.

Herpès labial

Préparez un flacon de 5 ml avec 50 gouttes de tea tree et une huile végétale de nigelle. Dès les premiers picotements, appliquez quelques gouttes du mélange non seulement à l'endroit où vous sentez arriver le bouton de fièvre, mais également le long de la mâchoire jusqu'à l'arrière de la nuque du même côté.

Infections ORL : du p'tit rhume à la grosse grippe

L'huile essentielle de tea tree est une grande anti-infectieuse et elle est très immunostimulante.

En prévention et pour se protéger d'un environnement « à risques », appliquez une goutte tous les matins sur l'intérieur des poignets et frottez-les l'un contre l'autre.

Dès que les premiers symptômes du rhume arrivent, appliquez 3 à 5 gouttes sur les poignets toutes les heures.

Et si malgré tout vous vous retrouvez terrassé, c'est 10 gouttes toutes les heures avec un peu d'huile végétale que vous allez faire absorber par votre peau (poignets et dos, poitrine si vous êtes seul), et diffuser dans l'atmosphère à raison de 5 minutes toutes les heures. Pour les enfants, appliquez 1 goutte par année d'âge avec un peu d'huile végétale toutes les heures sans dépasser 10 gouttes.

Mycose vaginale, vaginite

Vous allez peut-être avoir du mal à y croire mais ça marche ! Déposez 2 gouttes de tea tree dans le fond de la culotte, 1 à 3 fois par jour. Méthode idéalement non invasive pour les petites filles ! Vous pouvez également faire la même chose avec le bois de rose, le géranium Bourbon ou la lavande.
Si ça ne suffit pas, préparez un petit flacon de 10 ml dans lequel vous mettez 50 gouttes de tea tree et de la cire de jojoba. Secouez bien le flacon et mettez une dizaine de gouttes du mélange sur un petit tampon hygiénique en coton bio non traité que vous placez dans le vagin. Gardez-le une heure, 2 fois par jour.
Si vous souffrez de mycose chronique, ne vous contentez cependant pas de ces méthodes et consultez un naturopathe ou un nutrithérapeute qui saura vous accompagner.

Pied d'athlète (intertrigo)

Dans un pot de 10 ml, mélangez 5 gouttes de tea tree et 9 grammes de beurre de coco liquéfié au bain-marie. Bien mélanger et laisser refroidir pour que le mélange se fige. Appliquez entre chaque orteil matin et soir. Au-delà de 24 °C, il est normal que le mélange redevienne liquide.

Pityriasis (infection fongique du cuir chevelu)

Cette desquamation est due à un champignon qui se nourrit de sébum. L'huile essentielle de tea tree est non seulement antifongique, mais elle calme rougeurs et démangeaisons, régule la production de sébum et soutient la régénération cutanée.
Mettez 10 ml d'huile essentielle de tea tree dans votre bouteille de shampoing de 250 ml. Secouez bien. Attention de ne pas mettre de shampoing dans les yeux et laissez poser quelques minutes avant de rincer.

Plaies, brûlures

Vaporisez de l'hydrolat de tea tree directement sur la plaie ou la zone brûlée (en urgence pour une brûlure : voir p. 100). Si vous n'avez pas d'hydrolat, vous pouvez préparer un vaporisateur avec 50 gouttes de tea tree pour 50 ml d'eau. Agitez bien avant de vaporiser.
Mettez ensuite dans un flacon de 10 ml 15 gouttes de tea tree et de l'huile végétale de nigelle. Appliquez quelques gouttes du mélange plusieurs fois par jour sur la plaie.

Prurit anal

Appliquez une goutte de tea tree avec 1 goutte d'huile végétale ou un peu de beurre de karité. Ou bien réalisez un baume tel qu'indiqué p. 144.

Otite

Attention, ne mettez pas d'huile essentielle de tea tree à l'intérieur de l'oreille !
Massez toute la zone autour du pavillon avec une goutte d'huile essentielle pour une goutte d'huile végétale, et répétez l'application toutes les 15 minutes. Vous pouvez aussi déposer 5 à 10 gouttes sur une gaze que vous pouvez maintenir contre l'orifice. Avant 3 ans, préférez l'huile essentielle de bois de rose, appliquée de la même manière.

Radiothérapie

L'huile essentielle de tea tree empêche que la peau ne prenne un aspect cartonné après plusieurs séances de radiothérapie. Immédiatement après chaque séance, faites pénétrer un mélange à parts égales de tea tree et d'huile végétale de rose musquée ou de nigelle ou de germe de blé sur la zone traitée. Renouvelez ensuite l'application tous les jours, matin et soir, en dehors des séances.

Varicelle

Confectionnez un talc aromatique dans une sucrière par exemple avec du carbonate de calcium ou de l'argile blanche surfine auquel vous ajoutez 50 gouttes de tea tree. Secouez le flacon jusqu'à parfaite absorption de l'huile essentielle.
Saupoudrez sur le corps plusieurs fois par jour pour soulager les démangeaisons.

Voyages

Les qualités immunostimulantes et antivirales du tea tree en font un allié de choix dans vos voyages vers les pays chauds pour échapper au maximum aux virus inconnus de notre organisme qui pourrait avoir du mal à se défendre.
En prévention, appliquez sous la plante des pieds ou sur les poignets 5 gouttes de tea tree 1 à 3 fois par jour. Et si vous tombez malade, préparez un flacon de 30 ml avec 50 % de tea tree et 50 % de cire de jojoba et faites pénétrer 10 gouttes sur les avant-bras toutes les 30 minutes.

Un bain antigrippe pour les adultes

Quand vous vous sentez fébrile et que le nez commence à picoter, plongez-vous dans un bon bain chaud dans lequel vous aurez dispersé 10 gouttes de tea tree préalablement mélangées avec un peu de shampoing. Restez-y une vingtaine de minutes, en augmentant progressivement la température de 2 ou 3 °C (maximum 40 °C). Puis sortez du bain et allez vous blottir sous plusieurs édredons pour bien transpirer et aider votre organisme à chasser le virus qui cherche à s'y reproduire.

Olfactothérapie

Le tea tree nous ramène aux aspects concrets de notre vie. Il nous aide à redescendre sur Terre et redonner un juste équilibre entre une recherche spirituelle et l'expérience de la matérialité. Travailler avec l'huile essentielle de tea tree apporte de l'ancrage et de la force.

Ylang-ylang

Cananga odorata, Anona odorantissima

- L'huile de la sensualité
- Apporte douceur et sérénité
- Régule le système hormonal féminin

De la famille des annonacées (arbres ou lianes des zones tropicales), son nom signifie dans la langue des Philippines « Fleur des fleurs ».
La fleur d'ylang est composée de six longs pétales pendants en lanières qui dégagent une odeur pénétrante, épicée rappelant le jasmin. Les pétales, d'abord blancs, prennent ensuite une teinte verdâtre puis virent au jaune tandis que leurs bases se colorent en rouge. La floraison s'étale sur toute l'année mais elle est plus abondante durant la période chaude et humide. Elles sont ainsi récoltées de mai à juillet, puis de novembre à décembre, voire jusqu'au mois de mars.

Très fragiles, les fleurs d'ylang sont cueillies à la main au petit jour, et distillées immédiatement afin de capturer leur essence odorante. La distillation est fractionnée pour servir la parfumerie, c'est-à-dire que l'on isole les fractions volatiles successives de la distillation qui peut durer jusqu'à vingt heures.
L'ylang extra supérieure, fraction la plus odorante et subtile, est produite le premier quart d'heure puis l'ylang « extra » au bout d'1 heure. Ensuite viennent l'ylang I au bout de 2 heures, l'ylang II entre la 3e et la 6e heure, et enfin l'ylang III entre la 6e et la 12e heure.
L'ylang complète (ou totum), est le mélange de toutes ces fractions, c'est-à-dire la distillation complète de la plante. Si l'on peut travailler avec chacune de ces fractions en olfactothérapie, seule la distillation complète ou « totum » devrait être utilisée en aromathérapie.
Son prix varie de 6 € à 12 € les 10 ml, suivant son origine et sa qualité.

Propriétés

· Antivirale, bactéricide, antifongique
· Anti-inflammatoire
· Antioxydante
· Antalgique
· Spasmolytique
· Hypotensive
· Relaxante et sédative
· Antidépressive
· Aphrodisiaque
· Régulatrice de la sécrétion de sébum

Composition

Environ 50 types de molécules différentes

- Sesquiterpènes (40/60 %) : germacrène, farnésène et β-caryophyllène
- Esters (20/25 %) : acétate, salicylate et benzoate de benzyle…
- Monoterpènes (5/20 %) : ocimènes…
- Monoterpénols (10/15) : linalol, farnésol…
- Sesquiterpénols, phénols méthyl-éthers, aldéhydes terpéniques

Précautions d'utilisation et toxicité

Ne pas utiliser pendant les 3 premiers mois de la grossesse, pendant l'allaitement, et chez les enfants avant 6 ans.
À éviter en cas d'hypotension.

Utilisations

L'huile essentielle d'ylang-ylang, antispasmodique et antalgique, régule les réactions inflammatoires et rééquilibre le système nerveux.
Au niveau de la peau, elle apaise les démangeaisons et les réactions allergiques et régule la sécrétion de sébum.

Idée cosmétique

L'huile essentielle d'ylang-ylang est très appréciée en parfumerie et en cosmétologie pour son odeur très féminine, fine et suave.
Intégrée à 1 % dans une crème pour le visage, elle régule la sécrétion de sébum, tonifie et soutient la régénération cutanée.

Accouchement

Tonique utérin, l'huile essentielle d'ylang-ylang est tout à fait indiquée pour un massage du bas du dos quand les contractions du jour J se déclenchent afin de les rendre plus efficaces et moins douloureuses. Elle aide la future maman à se détendre et apaiser ses craintes, et le futur papa à gérer son stress.
Préparez pour ce grand jour un flacon de 10 ml avec 15 gouttes d'ylang-ylang et de la cire de jojoba à utiliser en massage du bas du dos (pas du ventre qui doit garder l'odeur de la peau pour l'arrivée de bébé qui a besoin de reconnaître l'odeur de sa maman).

Ambiance exotique

En diffusion, en synergie avec d'autres huiles essentielles, l'ylang-ylang apporte une note chaude et exotique, propice à la détente et pour accompagner la lecture d'un bon livre ou un partage des cœurs et des corps.

Cheveux ternes, secs, gras, pellicules, démangeaisons

Mettez 200 gouttes d'ylang-ylang dans la bouteille de 250 ml de shampoing pour réguler la production de sébum, calmer l'inflammation du cuir chevelu, stimuler la repousse des cheveux et leur apporter brillance et vigueur. Agitez bien la bouteille à chaque utilisation et laissez poser quelques minutes avant de rincer.

Contractures, crampes, courbatures...

Massez les zones douloureuses avec 3 à 5 gouttes d'ylang-ylang pour 1 cuillère à soupe de macérat huileux de millepertuis.

Douleurs abdominales (digestives, nerveuses ou menstruelles)

Massez le ventre dans le sens des aiguilles d'une montre avec 2 gouttes d'ylang-ylang et un peu d'huile végétale.

Hypertension artérielle, palpitations cardiaques

Diffusez de l'ylang-ylang dans la pièce 5 minutes toutes les demi-heures. Et pensez à respirer avec votre diaphragme !
Diluez 15 gouttes d'ylang-ylang dans un flacon de 10 ml d'huile végétale de jojoba et massez régulièrement vos avant-bras avec 3 gouttes de ce mélange.
Vous pouvez aussi prendre un bain avec 8 gouttes d'ylang-ylang à incorporer avec du shampoing dans une eau pas trop chaude.

Peau

Trop grasses ou trop sèches, atones ou matures, eczéma, démangeaisons…
Préparez un flacon de 50 ml avec 20 gouttes d'huile essentielle d'ylang-ylang et de l'huile végétale de rose musquée. Appliquez quelques gouttes du mélange le matin. Le soir, laissez respirer votre peau !

Sensualité

Le parfum suave et sensuel de la fleur d'ylang-ylang en fait un symbole du désir.
En Indonésie, les fleurs sont répandues sur la couche des jeunes mariés afin que leurs pensées soient toutes tournées l'un vers l'autre. Aux Philippines, ces mêmes fleurs sont tressées en colliers et portées par les femmes ou disposées autour d'images saintes.

Souvent vantée comme aphrodisiaque, l'huile essentielle d'ylang-ylang doit sa réputation à sa fragrance qui fait lâcher les tensions physiques et psychiques, laissant place à un état d'esprit propice à l'harmonie et aux plaisirs des sens. Le mieux étant l'ennemi du bien, en abuser vous endormira. Profitez de toute sa subtilité en vaporisant votre oreiller d'un nuage d'hydrolat d'ylang-ylang ou diffusez de l'huile essentielle quelques minutes dans la pièce.

Un massage sensuel à deux

Pour se faire du bien et laisser la place aux caresses et au plaisir des sens, prenez le temps de vous masser l'un l'autre avec un mélange de 3 gouttes d'huile essentielle d'ylang-ylang et d'un peu d'huile végétale de coco.

Surmenage, stress, anxiété et déprime

En diffusion, l'huile essentielle d'ylang-ylang aide à décompresser en fin de journée. Elle dénoue les tensions physiques et psychiques et soulage les effets pénibles du stress et de la crispation mentale. Tonique et stimulante intellectuelle à faible dose, elle devient sédative à dose plus élevée. Elle aide à retrouver optimisme, tolérance, harmonie, sérénité… et stimule intuition et créativité.

Syndrome prémenstruel et ménopause

L'huile essentielle d'ylang-ylang régule la sécrétion hormonale féminine. Elle soulage les symptômes du syndrome prémenstruel (douleurs, irritabilité…) et de la ménopause. Massez le ventre et le bas du dos avec une cuillère à café d'huile végétale d'onagre et 2 gouttes d'huile essentielle d'ylang-ylang matin et soir durant les périodes difficiles.

Tensions musculaires, courbatures, contractures

Antispasmodique, anti-inflammatoire et antalgique, l'huile essentielle d'ylang-ylang a toute sa place pour soulager les douleurs musculaires et articulaires, surtout quand les tensions physiques sont dues à une tension nerveuse. Préparez pour cela un flacon de 20 ml avec 50 gouttes d'ylang-ylang et de l'huile végétale de millepertuis, et massez les zones douloureuses 1 à 2 fois par jour.

Troubles cardiaques

L'huile essentielle d'ylang-ylang rééquilibre le système nerveux autonome et régule les battements du cœur. En cas de palpitations, tachycardie, arythmie, hypertension artérielle..., préparez un flacon de 50 ml avec 50 gouttes d'ylang-ylang et de la cire de jojoba. Massez les avant-bras avec 1 à 3 gouttes du mélange plusieurs fois par jour.

Troubles du sommeil

Diffusez un peu d'ylang-ylang dans la chambre avant d'aller dormir. En cas de réveils nocturnes, respirez une goutte sur un mouchoir.

Un bain exotique

Pour un bain relaxant et sensuel, diluez 7 gouttes d'huile essentielle d'ylang-ylang dans quelques gouttes de shampoing, puis dispersez le mélange dans l'eau chaude, juste avant d'y entrer, seul(e) ou à deux...

Olfactothérapie

La fleur des fleurs nous donne le moyen de nous pardonner à nous-mêmes nos propres erreurs afin de retrouver en nous la capacité à séduire : « Je suis aimable, j'ai de la valeur ». Cette belle huile exotique réveille les passions et l'envie de profiter de tout ce que la vie sait nous apporter.

ABC du soin aromatique

Les conseils donnés ici ne dispensent pas du recours médical.
Si vous suivez un traitement médical, prévenez votre médecin que vous désirez adjoindre les huiles essentielles à votre traitement en cours car certaines huiles essentielles sont incompatibles avec certains traitements.
Et de manière générale, il peut être judicieux de prendre l'avis d'un aromathérapeute qualifié, avis qui devient indispensable en cas d'utilisation prolongée.

Il n'est ici évidemment pas question de donner la solution miracle à tous les maux. L'aromathérapie doit s'intégrer dans une action plus globale comprenant la nutrition, l'activité physique, la gestion du stress et des émotions…
Les huiles essentielles agissent à la fois d'une manière directe grâce à leurs propriétés anti-infectieuses, relaxantes, antispasmodiques…, et d'une manière indirecte en stimulant l'organisme et en lui donnant les moyens de retrouver son équilibre en soutenant ses processus naturels de détoxication, de revitalisation…
Pour chaque problème, je vous propose les huiles essentielles les plus adaptées à la situation parmi les douze décrites dans ce livre. Pour les contre-indications relatives à ces formules, reportez-vous aux fiches consacrées à chacune des huiles essentielles citées.
Pour mes formules, j'ai sélectionné des huiles végétales pour leurs qualités thérapeutiques et/ou pour leur facilité d'absorption. Vous pouvez les remplacer par n'importe quelle autre huile végétale que vous avez chez vous.

Une trace, c'est la quantité d'huile essentielle que l'on ramène avec un doigt que l'on a passé à l'intérieur du bouchon.

A

ACNÉ *bois de rose, tea tree, lavande, géranium*

- **Pour les filles** : mettre 5 gouttes de bois de rose et 5 gouttes de géranium dans un flacon de 10 ml et compléter avec une huile végétale de jojoba ou de nigelle.
- **Pour les garçons** : placer 6 gouttes de tea tree et 4 gouttes de lavande dans un flacon de 10 ml et compléter avec une huile végétale de jojoba ou de nigelle.

Mettre une trace sur chaque bouton 1 à 2 fois par jour et ne vous exposez pas au soleil dans les 2 heures qui suivent.

AÉROPHAGIE *menthe, lavande, litsée, ylang-ylang…*

- Masser le ventre avec 2 gouttes de lavande, de litsée ou d'ylang-ylang et un peu d'huile végétale.
- Mettre une trace de menthe dans la bouche.

AGITATION

Enfant : ***bois de rose, lavande…***

- Mettre 1 goutte de bois de rose et 2 gouttes de lavande dans un peu de savon liquide, et l'intégrer dans le bain du soir avant d'y faire entrer l'enfant.
- Et/ou masser les pieds de l'enfant avec 1 goutte de bois de rose et 2 gouttes de lavande dans une cuillère à café de cire de jojoba.
- Et/ou diffuser l'une ou l'autre dans la pièce quelques minutes.

Adulte : ***ylang-ylang, lavande…***

- Mettre dans le creux de la main 1 goutte d'ylang-ylang, 1 goutte de lavande et 3 gouttes de cire de jojoba et masser le ventre et le plexus.

ALLERGIE RESPIRATOIRE *matricaire, litsée, lavande…*

Mettre 15 gouttes de litsée et 35 gouttes de matricaire dans un flacon de 20 ml et compléter avec de l'huile végétale de nigelle. Faites pénétrer une dizaine de gouttes sur les avant-bras plusieurs fois par jour en période de crise ou 1 fois par jour en prévention de la période à risque.

ANGOISSES, ANXIÉTÉ *épinette, lavande, géranium, ylang-ylang, litsée*

- Pour se dynamiser et se surpasser : 2 gouttes d'épinette et 1 goutte d'ylang-ylang en massage sur le plexus et les avant-bras.
- Pour s'apaiser et calmer ses angoisses : 1 goutte d'ylang-ylang et 1 goutte de lavande en massage sur le plexus et les avant-bras.

APHTES *citron, tea tree…*

- Une goutte de citron ou de tea tree sur un coton-tige à appliquer directement sur l'aphte plusieurs fois par jour.
- Faire un bain de bouche avec une cuillère à café d'huile de coco, 1 goutte de tea tree et 1 goutte de citron pendant 3 à 5 minutes. Cracher et rincer la bouche avec de l'eau tiède.

ARTHROSE *cyprès, litsée, ylang-ylang, épinette, géranium matricaire…*

Mettre 100 gouttes de litsée, 70 gouttes de cyprès, 50 gouttes d'ylang-ylang et 20 gouttes de matricaire dans un flacon de 100 ml et compléter avec 50 ml d'huile végétale de millepertuis et 40 ml d'huile végétale de nigelle. Masser les zones douloureuses avec quelques gouttes du mélange 1 à 2 fois par jour.

ASTHÉNIE *épinette, citron, cyprès, menthe poivrée…*

- Mettre 1 goutte d'épinette et 1 goutte de menthe poivrée sur un mouchoir, à respirer.
- Frictionner les surrénales (qui se trouvent au milieu du dos, de part et d'autre de la colonne vertébrale) avec 3 gouttes d'épinette et quelques gouttes d'huile végétale.

ASTHME ALLERGIQUE *voir* ALLERGIES RESPIRATOIRES

B

BALLONNEMENTS *voir* AÉROPHAGIE

BLESSURES MUSCULO-OSTÉO-ARTICULAIRES *litsée, menthe, épinette, matricaire*

- **Cataplasme** : mélanger dans un bol 5 ml d'huile végétale de calophylle, 7 gouttes de litsée, 7 gouttes de matricaire, 7 gouttes d'épinette et 3 gouttes de menthe poivrée. Incorporer de l'argile verte en poudre, puis délayer petit à petit avec de l'eau jusqu'à obtenir une consistance pâteuse. Étaler cette pâte sur une gaze à placer sur la zone blessée. Entourer la gaze avec du film de cuisine pour garder l'humidité. Gardez-le pendant 1 à 3 heures et renouvelez chaque jour.
- **Huile de massage anti-inflammatoire** : mettre 40 gouttes de cyprès, 15 gouttes de matricaire et 15 gouttes de menthe poivrée dans un flacon de 30 ml et compléter avec un macérat huileux de millepertuis. En massage 1 à 3 fois par jour.

BOUFFÉES DE CHALEUR ***menthe poivrée…***

- Appliquer une trace de menthe poivrée sur la nuque.
- Mettre 15 gouttes de menthe poivrée dans un spray de 100 ml et compléter avec de l'eau. Bien secouer avant chaque utilisation et vaporiser en faisant attention aux yeux.

BRONCHITE DE L'ADULTE ***cyprès, bois de rose, épinette, lavande, myrte rouge, tea tree…***

- Mettre 75 gouttes de myrte rouge, 50 gouttes de tea tree et 25 gouttes de cyprès dans un flacon de 30 ml et compléter avec de l'huile végétale de nigelle. Masser le haut du dos (ou le thorax) avec quelques gouttes du mélange toutes les 30 minutes au début puis espacer en fonction de l'amélioration.
- Mode express : masser les avant-bras avec 2 gouttes de myrte rouge et 2 gouttes de lavande toutes les 30 minutes, puis espacer avec l'amélioration.

BRONCHITE DE L'ENFANT ***bois de rose, tea tree, myrte rouge, lavande, géranium…***

- **De 1 à 12 mois** : mettre 20 gouttes de bois de rose et 10 gouttes de myrte rouge dans un flacon de 10 ml et compléter avec de la cire de jojoba. Masser les pieds avec 3 gouttes du mélange toutes les heures.
- **De 1 à 6 ans** : mettre 30 gouttes de bois de rose, 30 gouttes de tea tree et 60 gouttes de myrte rouge dans un flacon de 30 ml et compléter avec de l'huile végétale de nigelle. Masser le haut du dos avec 2 gouttes par année d'âge du mélange toutes les 30 minutes au début puis espacer en fonction de l'amélioration.
- **De 6 à 12 ans** : mettre 30 gouttes de tea tree, 15 gouttes de cyprès, 15 gouttes de lavande et 60 gouttes de myrte rouge

dans un flacon de 30 ml et compléter avec de l'huile végétale de nigelle. Masser le haut du dos avec 1 goutte par année d'âge du mélange toutes les 30 minutes au début puis espacer en fonction de l'amélioration.

BRÛLURE ***lavande, matricaire, bois de rose, géranium, menthe poivrée, ylang-ylang…***

- Mettre immédiatement la zone brûlée sous un jet d'eau très froide durant au moins 10 minutes puis appliquer 1 goutte de menthe poivrée à renouveler jusqu'à atténuation de la douleur.
- Puis mettre 50 gouttes de géranium, 15 gouttes de matricaire et 5 gouttes de menthe poivrée dans un roll-on de 5 ml et compléter avec une huile végétale de calophylle, ou d'argan, ou de germe de blé, ou une autre huile très nourrissante. Appliquer régulièrement sur la zone brûlée jusqu'à disparition des traces.

C

CANICULE ***menthe poivrée…***

- Appliquer une trace de menthe poivrée sur la nuque.
- Ou mettre 15 gouttes de menthe poivrée dans un spray de 100 ml et compléter avec de l'eau. Bien secouer avant chaque utilisation et vaporiser en faisant attention aux yeux.

CELLULITE ***cyprès, citron, litsée…***

Mettre 50 gouttes de litsée, 50 gouttes de cyprès et 30 gouttes de citron dans un flacon de 50 ml et compléter avec de l'huile végétale de nigelle. Frictionner vigoureusement et longuement les zones capitonnées matin et soir avec quelques gouttes du mélange.

CÉPHALÉES *menthe, lavande, litsée matricaire…*

- Mettre une trace de menthe sur les tempes (loin des yeux) et/ou sur la nuque.
- Pour les céphalées récurrentes, mettre 20 gouttes de menthe, 15 gouttes de lavande, 5 gouttes de litsée et 5 gouttes de matricaire dans un flacon ou un roll-on de 5 ml et compléter avec de l'huile végétale de nigelle. Masser la nuque, les tempes et le front avec quelques gouttes.

CHEVEUX *bois de rose, citron, cyprès, géranium, lavande, ylang-ylang…*

Perte de cheveux, cheveux fins et atones

- *Shampoing*: mettre 50 gouttes de bois de rose, 50 gouttes d'ylang-ylang, 50 gouttes de cyprès, 50 gouttes d'épinette et 10 gouttes de menthe poivrée dans une bouteille de 250 ml de shampoing. Bien secouer avant chaque utilisation. Laisser poser quelques minutes avant de rincer.

Pellicules

- *Shampoing*: mettre 200 gouttes d'huile essentielle d'ylang-ylang et 50 gouttes d'épinette dans une bouteille de 250 ml de shampoing. Bien secouer avant chaque utilisation. Laisser poser quelques minutes avant de rincer.

Poux

- *En prévention*: 15 gouttes de lavande dans la bouteille de shampoing.
- *Masque anti-poux*: mettre 8 gouttes de lavande et 8 gouttes d'ylang-ylang dans 10 ml d'huile végétale de neem ou de beurre de coco liquéfié au bain-marie à feu très doux. Appliquer sur l'ensemble de la chevelure, couvrir sous une

serviette et laisser poser toute la nuit. Bien laver et passer soigneusement un peigne fin.

Cheveux gras

- *Shampoing* : mettre 200 gouttes d'huile essentielle d'ylang-ylang et 50 gouttes de cyprès dans une bouteille de 250 ml de shampoing. Bien secouer avant chaque utilisation. Laisser poser quelques minutes avant de rincer.
- *Masque* : mélanger 3 gouttes d'essence de citron, 3 gouttes de cyprès, 5 gouttes d'ylang-ylang et 3 cuillères à soupe d'huile végétale de nigelle. Incorporer 5 cuillères à soupe de rhassoul ou d'argile blanche puis délayer très progressivement avec un hydrolat ou de l'eau de source jusqu'à obtenir une pâte onctueuse. Appliquer cette pommade sur des cheveux mouillés et masser délicatement le cuir chevelu. Laisser poser 20 minutes, puis rincer abondamment.

Pityriasis (infection fongique)

- *Shampoing* : mettre 100 gouttes (environ 10 ml) de géranium, 70 gouttes de tea tree, 70 gouttes d'ylang-ylang et 10 gouttes de menthe poivrée dans une bouteille de 250 ml de shampoing. Bien secouer avant chaque utilisation. Laisser poser quelques minutes avant de rincer.
- *Masque* : mettre 8 gouttes de géranium et 8 gouttes de tea tree dans 10 ml d'huile végétale de neem puis appliquer sur l'ensemble de la chevelure, couvrir et laisser poser une nuit avant de laver.

CHOC PHYSIQUE *(voir p.)* ***menthe…***

Appliquer 1 à 4 gouttes de menthe poivrée sur la zone douloureuse, le plus rapidement possible après le choc, à renouveler tant que la douleur est vive.

CHOC ÉMOTIONNEL ***épinette, menthe, ylang-ylang, lavande, matricaire…***

· Mettre 1 goutte de menthe et 2 gouttes d'épinette sur un mouchoir, à respirer.
· Masser le plexus avec 1 goutte de lavande et 1 goutte de matricaire.

CICATRICES ***bois de rose, géranium, lavande, matricaire, ylang-ylang…***

Dans un flacon de 20 ml, mettre 50 gouttes de géranium, 40 gouttes de lavande et 10 gouttes de matricaire, et compléter avec une huile végétale de calophylle inophyle. Masser la cicatrice 1 à 2 fois par jour jusqu'à complète absorption.

CIGARETTE (ARRÊT) ***myrte rouge, épinette…***

Aspirer le flacon ouvert de myrte ou d'épinette profondément par la bouche à chaque fois que le besoin de fumer se fait ressentir. À faire 7 à 10 fois d'affilée.

CIRCULATION (TROUBLES) ***cyprès, citron, menthe, myrte rouge…***

· Mettre 70 gouttes de cyprès, 70 gouttes de citron, 50 gouttes de litsée, 25 gouttes de matricaire, 10 gouttes de menthe poivrée et 20 ml d'huile végétale de calophylle dans un flacon de 100 ml et compléter avec de la cire de jojoba.
Masser les jambes de bas en haut avec quelques gouttes du mélange 1 à 2 fois par jour.

CONCENTRATION ***épinette, citron, menthe, cyprès…***

Diffuser quelques minutes toutes les heures un mélange de 6 gouttes d'épinette, 3 gouttes de citron et 1 goutte de menthe poivrée.

CONFIANCE (MANQUE DE) ***épinette, litsée, citron, menthe poivrée…***

Mettre 20 gouttes d'épinette, 5 gouttes de litsée et 5 gouttes de menthe poivrée dans un flacon de 5 ml et compléter avec de la cire de jojoba. À respirer à chaque fois que le besoin se fait sentir et/ou mettre 1 goutte sur les poignets.

CONSTIPATION ***bois de rose, citron, épinette, lavande, ylang-ylang…***

· Boire régulièrement tout au long de la journée 1,5 litre d'eau additionnée de 10 gouttes d'essence de citron (bien secouer à chaque fois avant de boire).
· Masser le ventre avec 3 gouttes de lavande, 5 gouttes d'ylang-ylang et 5 gouttes de cire de jojoba.

CONTRACTURE MUSCULAIRE ***lavande, litsée, myrte rouge, bois de rose, épinette, ylang-ylang…***

Masser la zone contractée avec 3 gouttes de lavande et 2 gouttes d'ylang-ylang dans une cuillère à café de macérat huileux de millepertuis.

CONTUSION ***cyprès, menthe, géranium, citron…***

Masser délicatement la zone contusionnée avec 2 gouttes de cyprès, 1 goutte de géranium, 1 goutte de menthe et une cuillère à café d'huile végétale de calophylle.

COUPEROSE ***géranium, ylang-ylang, matricaire…***

Mettre 5 gouttes de matricaire, et 7 gouttes de géranium ou d'ylang-ylang dans un flacon de 5 ml, et compléter avec de l'huile végétale de rose musquée ou de jojoba. Masser les zones couperosées avec 1 goutte du mélange, matin et soir.

COUPS DE SOLEIL ***lavande, géranium, tea tree, menthe poivrée…***

Faire fondre au bain-marie à feu très doux 30 g de beurre de karité et 20 g de beurre de coco puis ajouter hors du feu 25 gouttes de géranium, 25 gouttes de lavande, 10 gouttes de tea tree et 10 gouttes de menthe poivrée. Bien mélanger et laisser figer dans un pot avec couvercle de 50 ml. Appliquer sur les coups de soleil ou en après-soleil.

COURBATURES ***cyprès, citron, épinette, lavande, litsée, matricaire…***

Mettre 20 gouttes d'épinette, 20 gouttes de citron et 10 gouttes de litsée dans un flacon de 20 ml puis compléter avec un macérat huileux de millepertuis ou une huile de nigelle. En massage des zones douloureuses.

D

DÉMANGEAISONS *voir* PRURIT

DÉPRIME ***bois de rose, citron, ylang-ylang, épinette, lavande, géranium…***

Choisir celle qui vous apporte le plus de réconfort en la respirant. Il se peut que ça ne soit pas la même d'un jour à l'autre. Respirer 1 goutte sur un mouchoir à chaque fois que l'envie ou le besoin se fait sentir.

DÉSIR (MANQUE) ***ylang-ylang, épinette…***

Masser le bas du dos et la plante des pieds avec 2 gouttes d'ylang-ylang, 2 gouttes d'épinette et une cuillère à café d'huile végétale de jojoba.

DIGESTION (TROUBLES DE LA) ***citron, lavande, menthe poivrée, ylang-ylang…***

- Boire un verre d'eau tiède avec 3 gouttes d'essence de citron en fin de chaque repas. Bien mélanger avant chaque gorgée.
- Prendre une trace de menthe dans la bouche et mélanger avec la salive 1 minute avant d'avaler.
- Masser le ventre avec 3 gouttes de lavande, 5 gouttes d'ylang-ylang et 5 gouttes de cire de jojoba.

DOULEURS ARTICULAIRES ET MUSCULAIRES ***cyprès, litsée, ylang-ylang, épinette, géranium, matricaire…***

Mettre 80 gouttes de litsée, 50 gouttes de cyprès, 50 gouttes d'épinette, 50 gouttes d'ylang-ylang et 20 gouttes de matricaire dans un flacon de 100 ml et compléter avec 50 ml d'huile végétale de millepertuis et 40 ml d'huile végétale de nigelle. Masser les zones douloureuses avec quelques gouttes du mélange 1 à 5 fois par jour.

E

ECZÉMA *matricaire, bois de rose, ylang-ylang, litsée, tea tree…*

Mettre 15 gouttes de matricaire, 10 gouttes de tea tree, 5 gouttes de litsée, 5 gouttes d'ylang-ylang et 10 ml d'huile végétale de calophylle dans un flacon de 50 ml et compléter avec de l'huile végétale de nigelle. Faire pénétrer quelques gouttes du mélange sur les zones eczémateuses.

ENTORSE *voir* BLESSURES MUSCULO-OSTÉO-ARTICULAIRES

ÉPUISEMENT *lavande, ylang-ylang, géranium, citron*

- Avant tout se reposer le plus souvent possible.
- Diffuser du citron dans la pièce quelques minutes toutes les demi-heures.
- Masser les avant-bras avec 1 goutte de lavande et 1 goutte d'ylang-ylang.

EXAMENS *épinette, menthe…*

- Pour combattre la nervosité et/ou la fatigue : 1 goutte d'épinette sur les poignets.
- Pour se concentrer : 1 goutte d'épinette et 1 goutte de menthe poivrée à respirer sur un mouchoir.

· Pour stopper la panique qui vide la tête et ordonner ses idées : une trace de menthe poivrée au milieu du front.

EXTINCTION DE VOIX *citron, lavande, litsée, matricaire…*

Mettre 2 gouttes de litsée, 2 gouttes de lavande, 2 gouttes de citron et 1 goutte de matricaire dans un petit pot de 30 grammes de miel. Prendre une demi-cuillère à café du mélange et laisser le miel fondre dans la bouche puis se gargariser le fond de la gorge le plus longtemps possible avant d'avaler. À faire 3 fois par jour jusqu'à amélioration.

F

FATIGUE MENTALE *voir* SURMENAGE ou ÉPUISEMENT

FATIGUE PHYSIQUE *cyprès, épinette, citron, menthe poivrée…*

· Mettre 25 gouttes d'épinette, 15 gouttes de cyprès et 10 gouttes de menthe poivrée dans un flacon de 2 ml. Mettre 1 goutte sur un mouchoir, à respirer quand le besoin se fait sentir.
· Frictionner la plante des pieds avec 3 gouttes de cyprès tous les matins.

FIÈVRE ***tea tree, lavande, bois de rose, géranium, cyprès, myrte rouge…***

- Mettre 15 gouttes de tea tree, 15 gouttes de bois de rose et 15 gouttes de géranium dans un flacon de 20 ml et compléter avec de l'huile végétale de jojoba. Faire pénétrer 5 à 10 gouttes du mélange sur les avant-bras toutes les demi-heures.
- Prendre un bain avec 8 gouttes de tea tree et 8 gouttes de bois de rose préalablement diluées dans un peu de savon liquide puis incorporées dans l'eau du bain.

FRACTURE *voir* **BLESSURES MUSCULO-OSTÉO-ARTICULAIRES**

FRIGIDITÉ *voir* **DÉSIR (MANQUE)**

FRINGALES (STOPPER LES) ***ylang-ylang, géranium, matricaire…***

1 goutte sur un mouchoir de l'une ou l'autre à respirer sur une dizaine de respirations.

G

GINGIVITE ***citron, tea tree…***

Faire un bain de bouche avec une cuillère à café d'huile de coco, 1 goutte de tea tree et 1 goutte de citron pendant 3 à 5 minutes. Cracher et rincer la bouche avec de l'eau chaude.

GORGE (MAL DE) ***citron, matricaire, tea tree***

- Incorporer 1 goutte de citron et 1 goutte de matricaire dans une cuillère à café de miel, le laisser se dissoudre dans la salive et se gargariser le fond de la gorge. Garder le miel aromatique en bouche au moins une minute avant d'avaler. À faire toutes les heures puis espacer en fonction de l'amélioration.

- Ou se gargariser avec 1 goutte de tea tree et 1 goutte de citron dans un peu d'eau tiède.
- Mettre 10 gouttes de tea tree, 10 gouttes de lavande et 5 gouttes de litsée dans un flacon de 10 ml et compléter avec de l'huile végétale de jojoba. Appliquer 3 à 5 gouttes du mélange au niveau de la gorge toutes les demi-heures.

GRIPPE *bois de rose, cyprès, géranium, lavande, tea tree…*

Enfants : mettre 25 gouttes de bois de rose, 25 gouttes de tea tree et 25 gouttes de lavande dans un flacon de 30 ml et compléter avec de l'huile végétale de nigelle.

- *De 3 à 36 mois* : 2 gouttes sous la plante des pieds toutes les heures puis espacer en fonction de l'amélioration.
- *De 3 à 12 ans* : 1 goutte par année d'âge en massage du dos toutes les heures puis espacer en fonction de l'amélioration.

À partir de 12 ans : mettre 60 gouttes de tea tree, 30 gouttes de géranium, 25 gouttes de lavande et 10 gouttes de cyprès dans un flacon de 50 ml et compléter avec de l'huile végétale de nigelle. Faire pénétrer 10 gouttes dans le haut du dos ou sur les avant-bras toutes les heures puis espacer en fonction de l'amélioration.

H

HÉMATOME *cyprès, litsée, menthe…*

Mettre 15 gouttes de cyprès, 10 gouttes de litsée et 5 gouttes de menthe poivrée dans un roll-on de 5 ml et compléter avec de l'huile végétale de calophylle. Appliquer matin et soir sur l'hématome et masser doucement.

HÉMORROÏDES, PRURIT ANAL *géranium, matricaire, tea tree, myrte rouge, menthe poivrée, ylang-ylang*

Faire fondre au bain-marie à feu très doux 8 g de beurre de karité. Une fois liquide, retirez-le du feu et ajoutez-y hors du feu 20 gouttes de géranium, 10 gouttes de matricaire, 3 gouttes de menthe poivrée. Puis complétez avec de l'huile végétale de calophylle pour remplir un petit pot de 10 g. Mélangez soigneusement puis laissez figer à température ambiante avant d'utiliser matin et soir en application locale.

HERPÈS LABIAL *tea tree, géranium, menthe poivrée...*

- Appliquer une trace de menthe poivrée sur le bouton.
- Mettre 20 gouttes de tea tree et 10 gouttes de géranium dans un roll-on de 2 ml et compléter avec de l'huile végétale de nigelle. Dès les premiers picotements, appliquer quelques gouttes du mélange non seulement à l'endroit où vous sentez arriver le bouton de fièvre, mais également le long de la mâchoire du même côté jusqu'à l'arrière de la nuque.

HOQUET *lavande, ylang-ylang, épinette...*

Masser le plexus et entre les omoplates avec 1 goutte d'une de ces huiles et allonger la respiration en prenant soin de bien utiliser le diaphragme (respiration abdominale).

HYPERTENSION *lavande, ylang-ylang, bois de rose, litsée...*

- Diffuser régulièrement dans la pièce un mélange de 5 gouttes d'ylang-ylang pour 3 gouttes de lavande et 1 goutte de litsée.
- Mettre 7 gouttes d'ylang-ylang, 5 gouttes de lavande et 2 gouttes de litsée dans un flacon de 10 ml et compléter avec de l'huile végétale de jojoba. Masser les avant-bras avec 2 à 5 gouttes du mélange quand la tension augmente et renouveler toutes les demi-heures.

I

IMMUNITÉ (SOUTIEN DE L') *bois de rose, citron, cyprès, lavande, myrte, tea tree...*

- **Enfants** : 1 à 3 gouttes de bois de rose sous la plante des pieds matin et soir.
- **À partir de 12 ans** : 1 goutte de lavande et 1 goutte de tea tree en massage des avant-bras 1 à 3 fois par jour.
- **Pour toute la famille** : diffuser un mélange à parts égales de lavande et de tea tree.

INDÉCISION *voir* CONFIANCE (MANQUE DE)

INDIGESTION *voir* DIGESTION DIFFICILE

INSOMNIES *lavande, ylang-ylang, matricaire...*

- Faire douze longues respirations, basses, longues et profondes avec 1 goutte de lavande, d'ylang-ylang ou de matricaire (selon l'envie) sur un mouchoir.
- Et/ou 2 gouttes d'épinette en massage de la nuque et du plexus.

- Et/ou 1 trace de menthe au milieu du front au moment du coucher.
- Et/ou masser le ventre avec 1 goutte de lavande, 1 goutte d'ylang-ylang et quelques gouttes de cire de jojoba.

J

JAMBES LOURDES *voir* CIRCULATION

L

LOMBALGIES, LUMBAGO *voir* DOULEURS ARTICULAIRES ET MUSCULAIRES

M

MAL DES TRANSPORTS *voir* NAUSÉES

MAL DE TÊTE *voir* CÉPHALÉES

MÉNOPAUSE (TROUBLES DE LA) ***géranium, lavande, matricaire, ylang-ylang…*** *voir* BOUFFÉES DE CHALEUR

Mettre 12 gouttes d'ylang-ylang, 8 gouttes de géranium et 5 gouttes de matricaire dans un flacon de 20 ml et compléter avec de l'huile végétale de jojoba. Masser le ventre avec quelques gouttes du mélange une fois par jour, et éventuellement les avant-bras en cours de journée en cas d'hyperémotivité quand le besoin se fait sentir.

MENSTRUATIONS *lavande, géranium, ylang-ylang, matricaire…*

Règles douloureuses

- Masser le ventre et le bas du dos avec 1 goutte de matricaire, 1 goutte de géranium et 2 gouttes d'ylang-ylang diluées dans 1 cuillère à café d'huile végétale de jojoba.

Règles irrégulières

- Masser le ventre tous les jours avec 1 goutte de géranium et 1 goutte d'ylang-ylang diluées dans quelques gouttes d'huile végétale ou de crème de corps.

Règles abondantes

- Masser le ventre plusieurs fois par jour avec 3 gouttes de géranium et de l'huile végétale.

MIGRAINE *voir* MAL DE TÊTE

MYCOSES CUTANÉES *tea tree, lavande, matricaire, bois de rose, géranium, épinette, litsée…*

Mettre 10 gouttes de géranium, 5 gouttes de lavande et 3 gouttes de litsée dans un flacon de 30 ml et compléter avec de l'huile végétale de nigelle. Appliquer sur les zones concernées.

MYCOSES VAGINALES *tea tree, géranium, lavande, bois de rose…*

- Mettre 1 goutte de tea tree et 1 goutte de géranium directement au fond de la culotte 1 à 3 fois par jour. Peut ne pas suffire.
- Ou mettre 15 gouttes de tea tree, 15 gouttes de bois de rose et 15 gouttes de géranium dans un flacon de 10 ml et compléter

avec de la cire de jojoba. Mettre 5 gouttes du mélange sur un petit tampon hygiénique en coton non traité et le placer dans le vagin pendant une heure, 2 fois par jour.

N

NAUSÉES *menthe, citron*

· Mettre une trace de menthe dans la bouche.
· Boire un demi-verre d'eau additionné de 3 gouttes de citron. Bien mélanger avant de boire car l'essence de citron ne se mélange pas à l'eau.

NERVOSITÉ *voir* AGITATION

NÉVRALGIES *épinette, lavande, menthe poivrée, matricaire, ylang-ylang…*

· Prendre un bain avec 8 gouttes d'épinette, 4 gouttes d'ylang-ylang et 4 gouttes de matricaire préalablement diluées dans un peu de savon liquide.
· Mettre 60 gouttes de cyprès, 50 gouttes d'épinette, 50 gouttes d'ylang-ylang et 30 gouttes de matricaire dans un flacon de 50 ml et compléter avec 50 ml d'huile végétale de millepertuis et 40 ml d'huile végétale de nigelle. Masser les zones douloureuses avec quelques gouttes du mélange 1 à 5 fois par jour. Si la zone est réduite, ajouter à chaque application 1 goutte de menthe poivrée.

NEZ BOUCHÉ *menthe, cyprès, épinette…*

· Mettre une trace de menthe poivrée dans la bouche, à garder entre la langue et le palais.

· Respirer 1 goutte de menthe et/ou de cyprès et/ou d'épinette sur un mouchoir.

O

ŒDÈME ***citron, cyprès, épinette, géranium…***

Mettre 30 gouttes de cyprès, 20 gouttes de citron et 10 gouttes de géranium dans 30 ml d'huile végétale de jojoba. Bien mélanger et masser la zone œdémateuse avec 5 gouttes du mélange, 1 à 2 fois par jour.

OTITE ***bois de rose, tea tree, géranium, lavande, matricaire, litsée***

· Mettre 10 gouttes de tea trea, 10 gouttes de lavande, 5 gouttes de bois de rose et 5 gouttes de matricaire dans un flacon de 5 ml et compléter avec de l'huile végétale de nigelle. Masser le tour de l'oreille avec 1 goutte du mélange toutes les 15 minutes puis espacer en fonction de l'amélioration. Ne pas mettre dans l'oreille.

· Manger léger et prendre un probiotique dosé au minimum à 10 milliards de bactéries.

P

PEAU

Peau acnéique *(voir p.)* ***cyprès, citron, tea tree, ylang-ylang…***

Mettre 10 gouttes de tee tree, 7 gouttes de matricaire et 100 gouttes d'huile végétale de nigelle dans un flacon de 30 ml et compléter avec de la cire de jojoba. Appliquer 3 gouttes du mélange sur le visage le matin.

Peau grasse *(voir p.)* ***cyprès, citron, tea tree, ylang-ylang…***
Mettre 10 gouttes d'ylang-ylang, 5 gouttes de cyprès et 10 ml d'huile végétale de noisette dans un flacon de 30 ml et compléter avec de la cire de jojoba. Appliquer 1 goutte du mélange le matin sur une peau nettoyée.

Peau sèche *(voir p.)* ***lavande, matricaire, ylang-ylang…***
Mettre 8 gouttes d'ylang-ylang, 4 gouttes de lavande, 3 gouttes de matricaire et 15 ml d'huile végétale d'avocat dans un flacon de 30 ml et compléter avec de la cire de jojoba. Appliquer 1 à 3 gouttes du mélange le matin sur une peau nettoyée.

Peau terne et/ou atone, peau ridée *(voir p.)* ***bois de rose, lavande, ylang-ylang, géranium, matricaire…***
Mettre 5 gouttes de bois de rose, 5 gouttes d'ylang-ylang, 5 gouttes de matricaire, 5 ml d'huile végétale d'avocat et 5 ml de rose musquée dans un flacon de 30 ml et compléter avec de la cire de jojoba. Appliquer 1 à 3 gouttes du mélange le matin sur une peau nettoyée.

PIQÛRES D'INSECTES *litsée, matricaire, menthe poivrée*

- ***En express*** mettre une trace de menthe pure sur la piqûre.
- Mettre 12 gouttes de litsée, 12 gouttes de menthe poivrée et 5 gouttes de matricaire dans un roll-on de 2 ml avec de l'huile végétale de nigelle. Appliquer sur la piqûre plusieurs fois par jour.

POUX *voir* CHEVEUX

PSORIASIS *géranium, matricaire, ylang-ylang…*

Mettre 15 gouttes de matricaire, 5 gouttes de géranium, 5 gouttes d'ylang-ylang et 5 ml d'huile végétale de calophylle dans un flacon de 50 ml et compléter avec de l'huile végétale de nigelle. Masser doucement les zones atteintes jusqu'à pénétration.

Le psoriasis est une maladie auto-immune qui demande un travail global de terrain.

R

RÈGLES *voir* MENSTRUATIONS

RHINITE ET RHINO-PHARYNGITE *bois de rose, citron, cyprès, géranium, lavande, litsée, tea tree.* *Voir* GORGE (MAL DE)

Enfants

- Diffuser dans la pièce du bois de rose 5 minutes tous les quarts d'heure. Ne pas diffuser en présence des bébés de moins de 12 mois.
- Mettre 20 gouttes de bois de rose, 20 gouttes de lavande et 20 gouttes d'épinette noire dans un flacon de 30 ml et compléter avec de l'huile végétale de nigelle.
- *De 3 à 12 mois*: appliquer une goutte du mélange sous la plante des pieds toutes les heures puis espacer les applications en fonction de l'amélioration.
- *De 12 mois à 12 ans*: 1 goutte par année d'âge en massage du haut du dos toutes les heures puis espacer les applications en fonction de l'amélioration.
- Mélanger soigneusement 50 gouttes de citron, 10 gouttes de tea tree et 10 gouttes de matricaire dans un pot de 50 g de

miel. Prendre 1 cuillère à café de miel aromatisée 3 à 5 fois par jour et se gargariser la gorge avec le mélange avant de l'avaler.

Adulte (et à partir de 12 ans)

- Diffuser dans la pièce un mélange à parts égales de lavande, de tea tree et de cyprès 5 minutes tous les quarts d'heure. Ne pas diffuser en présence des bébés de moins de 12 mois.
- Mettre 30 gouttes de tea tree, 25 gouttes de cyprès, 20 gouttes de géranium et 10 gouttes de matricaire dans un flacon de 30 ml et compléter avec de l'huile végétale de nigelle. 10 gouttes en massage du haut du dos ou des avant-bras toutes les heures puis espacer les applications en fonction de l'amélioration.
- Mélanger soigneusement 50 gouttes de citron, 10 gouttes de tea tree et 10 gouttes de matricaire dans un pot de 50 g de miel. Prendre 1 cuillère à café de miel aromatisée 3 à 5 fois par jour et se gargariser la gorge avec le mélange avant de l'avaler.

RHUMATISMES *voir* DOULEURS OSTÉO-MUSCULO-ARTICULAIRES

RIDES *voir* PEAU

S

SCIATIQUE *voir* DOULEURS OSTÉO-MUSCULO-ARTICULAIRES

SINUSITE *cyprès, bois de rose, épinette, lavande, litsée, matricaire, menthe poivrée...*

- Mettre 5 gouttes de menthe poivrée, 5 gouttes de cyprès et 3 gouttes de matricaire dans un roll-on de 2 ml et compléter avec de l'huile végétale de nigelle. Appliquer et masser les sinus en faisant attention aux yeux !
- Faire une inhalation avec 5 gouttes de cyprès et 5 gouttes de lavande dans un bol d'eau bouillante.
- Ou mettre dans un diffuseur à verrerie 5 gouttes de matricaire, 5 gouttes de cyprès et 5 gouttes de bois de rose. Après mouchage, placer les narines l'une après l'autre durant 1 minute à la sortie de la buse en bloquant la respiration le plus possible. Le diffuseur doit être réglé au minimum. À refaire plusieurs fois dans la journée.

SOMMEIL (DIFFICULTÉS) *voir* INSOMNIE

SPASMOPHILIE *épinette, géranium, lavande, ylang-ylang…*

- Mettre 2 gouttes de l'une de ces huiles essentielles sur un mouchoir et respirer en allongeant l'expiration jusqu'à ce que la crise soit passée.
- Mettre 3 gouttes de lavande et 3 gouttes d'ylang-ylang dans un roll-on de 2 ml avec de la cire de jojoba. Appliquer et masser le plexus à chaque crise.

STRESS, SURMENAGE *bois de rose, citron, épinette, géranium, lavande, litsée, matricaire, ylang-ylang…*

- Mettre 5 gouttes d'épinette et 5 gouttes d'ylang-ylang sur la mèche d'un inhaleur ou 1 goutte de chaque sur un mouchoir et respirer de manière lente et régulière en allongeant l'expir.
- Diffuser dans la pièce un mélange de 5 gouttes de bois de rose, 3 gouttes de géranium et 2 gouttes d'ylang-ylang.

- Prendre un bain avec 5 gouttes d'épinette et 5 gouttes de lavande préalablement diluées dans un peu de savon liquide.
- Mettre une trace de menthe sur le milieu du front au moment du coucher.

T

TENDINITE *voir* BLESSURES MUSCULO-OSTÉO-ARTICULAIRES

TENSIONS PSYCHIQUES *voir* STRESS

TENSIONS MUSCULAIRES ***bois de rose, épinette, lavande, matricaire, ylang-ylang***

- Mettre 25 gouttes d'épinette, 25 gouttes de lavande et 12 gouttes d'ylang-ylang dans un flacon de 50 ml et compléter avec de l'huile végétale de nigelle. En massage des zones douloureuses 1 à 2 fois par jour.
- Bain : 5 gouttes d'épinette et 5 gouttes de litsée préalablement diluées dans un peu de savon liquide et dispersées dans l'eau chaude.

TOUX GRASSE ***bois de rose, citron, cyprès, épinette, géranium, lavande, litsée, myrte rouge, tea tree, ylang-ylang***

- Diffuser dans la pièce un mélange à 50 % de lavande et 50 % de myrte rouge 5 minutes tous les quarts d'heure. Ne pas diffuser en présence des bébés de moins de 12 mois.

- Mettre 20 gouttes de bois de rose, 20 gouttes de myrte rouge et 20 gouttes d'épinette noire dans un flacon de 30 ml et compléter avec de l'huile végétale de nigelle.
  - *De 3 à 12 mois:* appliquer une goutte du mélange sous la plante des pieds toutes les heures puis espacer les applications en fonction de l'amélioration.
  - *De 12 mois à 12 ans:* 1 goutte par année d'âge en massage du haut du dos toutes les heures puis espacer les applications en fonction de l'amélioration.

Adulte (et à partir de 12 ans)

- Diffuser dans la pièce un mélange à parts égales de lavande, de tea tree et de myrte rouge 5 minutes tous les quarts d'heure. Ne pas diffuser en présence des bébés de moins de 12 mois.
- Mettre 20 gouttes de tea tree, 20 gouttes de myrte rouge, 20 gouttes de cyprès et 20 gouttes d'ylang-ylang dans un flacon de 30 ml et compléter avec de l'huile végétale de nigelle. 10 gouttes en massage du haut du dos ou des avant-bras toutes les heures puis espacer les applications en fonction de l'amélioration.

TOUX SÈCHE, TRACHÉITE *bois de rose, citron, cyprès, géranium, lavande, litsée, ylang-ylang*

- Diffuser dans la pièce un mélange à parts égales de lavande, de cyprès et de matricaire 5 minutes tous les quarts d'heure. Ne pas diffuser en présence des bébés de moins de 12 mois.
- Mettre 15 gouttes de tea tree, 15 gouttes de cyprès et 15 gouttes de matricaire et 15 gouttes de litsée dans un flacon de 30 ml et compléter avec de l'huile végétale de nigelle. 10 gouttes en massage du haut du dos ou des avant-bras toutes les heures puis espacer les applications en fonction de l'amélioration.

- Sirop à partir de 3 ans : dans un flacon en verre de 100 ml mettre 5 cuillères à soupe de miel, 20 à 30 gouttes de propolis, 50 gouttes de citron, 25 gouttes de tea tree et 25 gouttes de cyprès. Compléter avec de l'eau de source et bien secouer.
  - Une cuillère à café trois à cinq fois par jour pour les enfants à partir de 3 ans.
  - Une cuillère à soupe 5 fois par jour à partir de 12 ans.

TRANSPIRATION EXCESSIVE *cyprès, géranium…*

- ***En express*** : se frictionner les pieds ou se frotter les mains avec 1 goutte de cyprès.
- **Pour les aisselles** : mettre dans le creux de votre main 1 goutte de cyprès et/ou de géranium, et quelques gouttes de cire de jojoba puis appliquer sous les aisselles.
- **Pour réguler la transpiration** : faire un bain de pieds tous les soirs avec 3 gouttes de cyprès et 2 gouttes de géranium préalablement diluées dans un savon liquide.

TRISTESSE *lavande, matricaire*

Respirer 1 goutte de lavande et/ou de matricaire sur un mouchoir.

U

URTICAIRE *voir* PRURIT

V

VARICELLE ***bois de rose, tea tree, lavande, matricaire, litsée…***

Talc aromatique anti-infectieux et antiprurigineux : remplir une sucrière aux trois quarts avec du carbonate de calcium ou de l'argile blanche surfine et ajouter 30 gouttes de tea tree, 30 gouttes de bois de rose, 15 gouttes de lavande, 10 gouttes de matricaire et 5 gouttes de litsée. Secouez le flacon jusqu'à parfaite absorption des huiles essentielles.
Saupoudrer les boutons plusieurs fois par jour pour soulager les démangeaisons.

VARICES ***cyprès, litsée, matricaire…***

Mettre 50 gouttes de cyprès, 50 gouttes de matricaire, 25 gouttes de litsée et 10 ml d'huile végétale de calophylle dans un flacon de 100 ml et compléter avec de la cire de jojoba. Masser régulièrement les membres atteints de varices avec quelques gouttes du mélange, toujours des chevilles vers les cuisses.

VERGETURES ***ylang-ylang, lavande, matricaire, géranium***

Mettre 50 gouttes de bois de rose, 25 gouttes de matricaire, 50 gouttes de géranium, 5 ml d'huile végétale de calophylle et 5 ml d'huile végétale de rose musquée dans un flacon de 50 ml et compléter avec de la cire de jojoba.
Masser les zones abîmées jusqu'à pénétration 2 fois par jour.

VOMISSEMENTS *voir* **NAUSÉES**

Z

ZONA ***menthe, matricaire, litsée…***

Mettre 15 gouttes de menthe poivrée, 5 gouttes de matricaire et 5 gouttes de litsée dans un flacon ou un roll-on de 5 ml et compléter avec de l'huile végétale de nigelle.
Appliquer délicatement 1 goutte du mélange sur la zone douloureuse plusieurs fois par jour.

Les « top 3 »

Vous savez maintenant tout ce que l'on peut faire avec seulement douze huiles essentielles. Mais par lesquelles commencer ? Voici un petit guide pour vous aider en un coup d'œil à réaliser votre première trousse aromatique en fonction de vos besoins…

Pour les bébés et les enfants
Bois de rose, lavande vraie, myrte rouge

Pour le bureau
Menthe poivrée, épinette noire, litsée

Pour les femmes en péri-ménopause
Géranium, menthe poivrée, ylang ylang

Pour les sportifs
Épinette noire, cyprès, litsée

Pour les ados et les étudiants
Citron, épinette noire, menthe poivrée

Pour les femmes enceintes
Bois de rose, citron, lavande vraie

Les huiles de beauté
Géranium, lavande vraie, ylang ylang

Les anti-inflammatoires
Camomille matricaire, litsée, épinette noire

Les huiles respiratoires
Épinette noire, Myrte rouge, cyprès

Les circulatoires
Cyprès, citron, menthe poivrée

Les antistress
Épinette, lavande vraie, menthe poivrée

Les huiles antispasmodiques
Litsée, lavande vraie, ylang ylang

Les antiinfectieuses
Bois de rose, tea tree, cyprès

Les stimulants immunitaires
Bois de rose, épinette noire, myrte rouge

Contre les allergies
Matricaire, ylang ylang, litsée

Les huiles stimulantes
Menthe poivrée, cyprès, citron

Antidouleurs
Menthe poivrée, litsée, ylang ylang

L'été
Menthe poivrée, lavande vraie, géranium

Les livres de l'auteure

· *Mes huiles essentielles pour la maison,* Mango, 2015
· *Massages aux huiles essentielles pour les Nuls,* First, 2012
· *Je teste les huiles essentielles dans ma maison,* Alysse, 2011
· *La Spiruline,* Terre d'hommes, 2009, épuisé

Biographie

Joëlle Le Guehennec a cofondé avec Guillaume Gérault l'EFAI, École française d'aromathérapie intégrative, qui offre un enseignement de l'aromathérapie intégrant l'ensemble des systèmes de l'organisme dans une vision globale cohérente, prenant en compte l'individu dans sa réalité biologique, émotionnelle, psychologique et relationnelle à son environnement.

Pour tout renseignement sur les formations de l'EFAI : www.efai.fr

Pour contacter l'auteure : joelle.leguehennec@gmail.com